Acupuntura e Moxabustão

Uma Coletânea e Revisão sobre o Tratamento de
"Cérvico/Dorso/Lombo/Sacro/Ciatalgia"

Dados Internacionais de Catalogação na Publicação (CIP)
(Câmara Brasileira do Livro, SP, Brasil)

Inada, Tetsuo
   Acupuntura e moxacombustão : uma coletânea e revisão sobre o tratamento de "cérvico, dorso, lombo, sacro, ciatalgia" / Tetsuo Inada. — São Paulo : Ícone, 2019.

   ISBN 978-85-274-0870-7

   1. Acupuntura 2. Analgesia 3. Dores nas costas 4. Moxa I. Título.

06-3897   CDD-615.892

Índices para catálogo sistemático:

1. Acupuntura : Terapêutica 615.892
2. Moxabustão : Aculpuntura : Terapêutica
       615.892

Tetsuo Inada

*Professor Adjunto e Ph.D. (Aposentado) do Instituto de Biologia
da Universidade Federal Rural do Rio de Janeiro (UFRRJ)
Veterinário e Médico com Curso de Especialização em
Acupuntura pelo Instituto de Acupuntura do Rio de Janeiro (IARJ)
Especialista em Acupuntura pelo Colégio Médico de Acupuntura
(CMA) e Associação Médica Brasileira (AMB)*

Acupuntura
e
Moxabustão

Uma Coletânea e Revisão sobre o Tratamento de
"Cérvico/Dorso/Lombo/Sacro/Ciatalgia"

Ícone editora

© Copyright 2019.
Ícone Editora Ltda.

Capa
Tetsuo Inada

Diagramação
Meliane Moraes

Revisão
Rosa Maria Cury Cardoso

Proibida a reprodução total ou parcial desta obra, de qualquer forma ou meio eletrônico, mecânico, inclusive através de processos xerográficos, sem permissão expressa do editor (Lei nº 9.610/98).

Todos os direitos reservados pela
Ícone Editora
Rua Javaés, 589 - Bom Retiro
CEP: 01130-010 - São Paulo/SP
Fone/Fax: (11) 3392-7771
www.iconeeditora.com.br
iconevendas@iconeeditora.com.br

ÍNDICE

Agradecimentos, 11

Prefácio, 13

À memória do meu pai e do meu mestre, 15

Capítulo 1
Introdução, 19

Capítulo 2
Mecanismos Neurofisiológicos da Analgesia, 23
Neurofisiologia da dor e controle nociceptivo, 28
Fibra C, 29
Fibra A Delta, 32
Fibra A Beta, 34
Sistema inibidor descendente de nocicepção, 34
Peptídios opióides e receptores, 36
Colecistoquinina (CCK), 37

Capítulo 3
Uma Revisão sobre a Classificação das Dores, 39
Características semiológicas da dor, 43
Síndromes dolorosas complexas, 46
Outras síndromes dolorosas, 53

Capítulo 4
Dor nas Costas. Sob a Visão da Medicina Ocidental, 61

Exame ortopédico periférico, 66

Dor lombar crônica de causa não mecânica, 69

Dor lombar crônica de causa mecânica, 70

Dor lombar aguda de causa mecânica, 72

Dor lombar aguda neurogênica do tipo mecânica, 73

Resumo, 73

Capítulo 5
Dor nas Costas Sob a Visão da Medicina Chinesa, 75

Anormalidade na curvatura da coluna vertebral sob a visão da Medicina Tradicional Chinesa, 80

Capítulo 6
Tratamento de Dor nas Costas, 83

Os cinco tipos de dores nas costas causadas pelo acometimento do Canal Tendinomuscular, 84

Os cinco tipos de dores nas costas causadas pelo acometimento do Lo Longitudinal, 89

Os três tipos de lombalgias causadas pelo acometimento dos Canais Distintos, 94

As lombalgias causadas pelo acometimento dos Vasos Extraordinários ou Maravilhosos, 100

Características dos Vasos Extraordinários, 100

As lombalgias causadas pelo acometimento do Canal Principal de Energia, 113

Capítulo 7
Outros Tipos de Lombalgia e Tratamento, 119

Lombalgia causada por exposição ao vento-frio e umidade, 119

Lombalgia aguda por torção (trauma), 120

Lombalgia crônica, 122

Lombalgia com sensação de calor no local, 124

Lombalgia causada por deficiência de Yang do Rim, 125

Lombalgia causada por deficiência de Yin do Rim, 126

Lombalgia causada por constipação intestinal crônica, 128

Lombalgia causada por distúrbio do Estômago, 129

Lombalgia causada por distúrbio do Fígado e Vesícula Biliar, 130

Lombalgia causada por litíase renal, 132

Lombalgia que acompanha o prolapso do útero, 133

Capítulo 8
Desativação dos "Pontos-Gatilho" e Dessensibilização Segmentar, 135

Dor lombar crônica de causa não mecânica, 136

Dor lombar crônica de causa mecânica, 136

Dor lombar aguda de causa mecânica, 137

Dor lombar aguda neurogênica do tipo mecânica, 138

Exploração dos "pontos-gatilho" miofasciais nas costas, 138

Segmento anatômico e Acupuntura Segmentar, 139

Dor nas costas causadas por Síndrome Dolorosa Miofascial - generalidades, 140

Etiologias da Síndrome Dolorosa Miofascial, 142

Cervicalgia e Dorsalgia causada pela Síndrome Dolorosa Miofascial do músculo trapézio, 144

Cervicalgia causada pela Síndrome Dolorosa Miofascial do músculo levantador da escápula, 146

Dorsalgia causada pela Síndrome Dolorosa Miofascial do músculo rombóide, 147

Dorsalgia causada pela Síndrome Dolorosa Miofascial do músculo serrátil posterior superior, 148

Dorsolombalgia causada pela Síndrome Dolorosa Miofascial do músculo paravertebral tóraco-lombar, 150

Dor na parede ântero-lateral do tórax causada pela Síndrome Dolorosa Miofascial do músculo serrátil anterior, 152

Dor nas costas causada pela Síndrome Dolorosa Miofascial do músculo grande dorsal, 153

Dorsalgia causada pela Síndrome Dolorosa Miofascial do músculo serrátil posterior inferior, 154

Dor no quadril causada pela Síndrome Dolorosa Miofascial do músculo quadrado lombar, 156

Dor na região glútea causada pela Síndrome Dolorosa Miofascial do músculo glúteo médio, 157

Dor na região glútea causada pela Síndrome Dolorosa Miofascial do músculo glúteo mínimo, 159

Dor na região do sacro com irradiação para coxa causada pela Síndrome Dolorosa Miofascial do músculo piriforme, 161

Lombalgia causada pela Síndrome Dolorosa Miofascial do músculo iliopsoas, 162

Lombalgia baixa de origem alta, 164

Dor na região sacro-ilíaca causada pela Síndrome Dolorosa Miofascial do músculo solear, 165

Dor na região glútea causada pela Síndrome Dolorosa Miofascial do músculo glúteo máximo, 166

Capítulo 9

Cuidados com a Postura, 169

Exercícios para fortalecer os músculos do pescoço, 172

Exercícios para fortalecer a musculatura dorso-lombar e abdominal, 173

Capítulo 10
Fatores que Influem na Eficácia da Acupuntura, 177
Fatores emocionais, 177
Procedimentos que aumentam a eficácia da Acupuntura, 181
Patologias relacionadas com certos tipos de alimentos, 199
Fatores que diminuem a eficácia da Acupuntura e Moxabustão, 200
Fatores externos, 201
Fatores internos, 206

Capítulo 11
Comentários e Críticas, 213

Capítulo 12
Respostas ao Tratamento pela Acupuntura, 219

Capítulo 13
Mecanismos Responsáveis pela Dor nas Costas, 223
As causas das Cervicobraquialgias e Lombociatalgias, 230
Tratamento das Cervicalgias e Cervicobraquialgias, 231
Tratamento das Lombociatalgias, 236

Capítulo 14
Outras Técnicas para Tratamento de Dor nas Costas, 243
Osteopatia, 243
Rolfing, 243
Quiropraxia, 244
Reflexologia, 244
Shiatsu, 244

Cinesiologia aplicada, 244

Reiki, 245

Toque terapêutico, 245

Jin Shin Jyutsu, 245

Técnicas relacionadas à Fisioterapia, 246

Homeopatia, 246

Seitai, 246

Referências Bibliográficas, 249

AGRADECIMENTOS

Agradeço imensamente ao Sr. Tomoichi Sogo pelos incentivos prestados na publicação desta obra e ao Sr. Gilmar Ferreira Vita, pela sugestão, digitação e organização deste livro.

PREFÁCIO

Escrever o prefácio de uma obra tão importante é para mim uma grande honra.

Em 1977 vim para o Rio de Janeiro para realizar o curso de Medicina Veterinária na U.F.R.R.J., onde conheci o Dr.Tetsuo Inada, como professor adjunto de Histologia e Embriologia quem, posteriormente, fez mudar o rumo da minha vida profissional. Na época, o professor Tetsuo Inada, além de ministrar aulas nas disciplinas de Citologia e Histologia, praticava Acupuntura, atendendo a comunidade universitária e também realizava pesquisas com Acupuntura em animais, publicando alguns artigos em revistas científicas.

Após concluir o curso de Medicina Veterinária fui convidado para acompanhar os seus trabalhos, quando iniciei meu aprendizado em Acupuntura.

O professor Tetsuo Inada, além de me incentivar a realizar o curso de Acupuntura no Instituto de Acupuntura do Rio de Janeiro (IARJ), também incentivou-me a ampliar mais o horizonte, aconselhando-me a realizar o curso de Medicina.

Acompanho os passos do professor Tetsuo Inada durante quase trinta anos e sempre o presenciei colecionando os conhecimentos em Acupuntura transmitidos por vários profissionais de renome e finalmente ele conseguiu reunir em um livro intitulado "Uma Coletânea e Revisão Sobre o Tratamento de Cervico/Dorso/Lombo/Sacro/Ciatalgia" com a finalidade de transmitir e perpetuar esses conhecimentos tão importantes para os profissionais que se dedicam à Acupuntura.

OSCAR TOSHIO KUME
Veterinário, Fisioterapeuta e Médico com especialização em Acupuntura pelo Colégio Médico de Acupuntura (CMA) e Associação Médica Brasileira (AMB).

À MEMÓRIA DO MEU PAI E DO MEU MESTRE

Iniciei os estudos sobre Acupuntura em 1974, devido à doença do meu pai que sofreu de lombalgia crônica a qual o deixou imóvel no leito por mais de três meses. Ele já tinha experimentado, sob a orientação dos ortopedistas, todos os tipos de analgésicos e antiinflamatórios não hormonais e hormonais existentes na época, sem sucesso. Apesar da intensa dor lombar, a radiografia da coluna lombo-sacra não evidenciava alteração. Também, todos os exames complementares estavam normais, o que desnorteava todos os médicos.

Na época eu era recém-formado em Medicina Veterinária e estava muito orgulhoso por ter sido aprovado no Concurso Público para ser Professor Assistente na Cadeira de Histologia e Embriologia, junto com a equipe do emérito e saudoso Professor Catedrático Bruno Alípio Lobo, da Universidade Federal Rural do Rio de Janeiro (UFRRJ), e o meu pai achava que eu teria conhecimento suficiente para explicar a origem da sua doença.

Questionado pelo meu pai sobre a causa dessa intensa lombalgia que o deixara imóvel no leito, com as imagens de raio X sem alterações e a ineficácia dos analgésicos e antiinflamatórios orais e injetáveis da época, inclusive com complicações gástricas decorrentes do excesso de medicamentos, senti-me incompetente, incapaz, e tive que responder que também não sabia a causa dessa terrível dor. O meu pai já exausto de tanto sofrimento desabafou: "vocês estudam tanto e não sabem resolver o meu problema e nem tampouco conseguem dar-me explicações a respeito". E assim, o meu orgulho de professor universitário foi-se embora e quase abandonei o magistério.

Desesperado com a situação do meu pai comecei a pensar em tratamentos alternativos e sugeri a ele que experimentasse a Acupuntura. A resposta dele foi um categórico "não". Ele alegou que não aceitava a Medicina Tradicional Chinesa porque ela era empírica, ultrapassada pela tecnologia, enquanto a Medicina Ocidental era moderna, verdadeira e científica.

Embora eu não acreditasse tanto na Medicina Chinesa, não restava outra alternativa e contra-ataquei com a seguinte pergunta: "como uma medicina tão antiga (5.000 a.C.) sobreviveu até hoje?" E ele ficou sem resposta.

Depois de muita insistência para tentar um tratamento com Acupuntura, ele aceitou, e resolvemos procurar um conceituado acupunturista na colônia japonesa de Santa Cruz, RJ, o mestre Taketo Watanabe.

Por incrível que pareça, bastou uma única sessão para aliviar totalmente a dor lombar, com apenas seis agulhas, fato que me deslumbrou e motivou-me a mergulhar "de cabeça" nessa maravilhosa Medicina Tradicional Chinesa.

Para satisfazer a minha curiosidade, perguntei ao mestre Watanabe qual era a causa dessa intensa dor, e ele respondeu: "desequilíbrio energético dos Rins e Bexiga, e o seu pai deve cuidar bem desses órgãos". Vinte e três anos após, meu pai faleceu de câncer na Bexiga e suas conseqüências (hidronefrose, insuficiência renal, hematúria, etc.). O nome de meu pai é Kiichi Inada, nasceu em 26 de agosto de 1915 na província de Ishikawa, Japão. Imigrou para o Brasil em 1934, contra a vontade* dele, pois foi obrigado a acompanhar a família. Trabalhou na lavoura de café, algodão e horticultura. Faleceu em 31 de outubro de 1997 com 82 anos de idade.

---

*Segundo a Medicina Tradicional Chinesa a vontade é controlada pelo Rim e se contrariar a vontade pode enfraquecer o Rim.

Meu pai era muito radical, pois, depois que a Acupuntura aliviou a lombalgia, nunca mais quis procurar a Medicina Ocidental e passou a recusar terminantemente consultar um médico de formação ocidental. Na minha opinião ele deveria ser tratado com as duas medicinas.

A situação do meu pai foi um grande aprendizado para não ser radical. Hoje aceito as duas medicinas e tento integrá-las.

INTRODUÇÃO 1

Com este livro *"Acupuntura e Moxabustão — Uma Coletânea e Revisão sobre o Tratamento de "Cérvico/Dorso/Lombo/Sacro/Ciatalgia"*, espero dar uma pequena contribuição para a abordagem multidisciplinar em clínica de dor.

Todos nós em algum momento da nossa vida, experimentamos dor, que é uma sensação subjetiva, seja uma dor de dente ou dor causada por contusão, dor de cabeça, etc.

Afinal o que é dor?

A palavra dor origina-se do latim *dolore* que significa sofrimento físico ou moral, mágoa ou aflição.

Segundo a Associação Internacional para o Estudo da Dor, em 1986, conceituou, cientificamente, a dor como "uma experiência sensorial e emocional desagradável, associada a lesões reais ou potenciais, ou descrita em termos de tais lesões".

Segundo FIGUEIRO (2000), a dor é tudo aquilo que uma pessoa diz que dói, desde que não esteja simulando. Para que sintamos dor não há necessidade de lesão em alguma parte do corpo, e a experiência dolorosa apresenta caráter sensitivo e emocional.

Na dor aguda como a de traumatismo com fratura, dor de dente, etc., a finalidade é informar que o organismo foi agredido ou que algo não vai bem. Uma vez sanado o problema a dor deve desaparecer sem deixar vestígios.

Diz-se que a dor é crônica quando persiste além do período normal de cicatrização (BONICA, 1953) e torna-se problemas de saúde pública.

A dor crônica interfere no sono, trabalho, concentração, apetite e causa irritabilidade, podendo levar a estado de depressão.

Por que uma dor torna-se crônica?

Uma das explicações científicas é que um estímulo nociceptivo constante (não necessariamente dor) ou dor aguda não tratada adequadamente, movimentos repetitivos, posturas erradas, permanecer numa posição (sentado ou em pé) por longo tempo no trabalho, posturas viciosas ao dormir (em decúbito ventral com cabeça sobre os braços), fatores emocionais e até mesmo fatores ainda não conhecidos fazem com que os neurônios do sistema modular de inibição da dor sofram alterações. Com isso a liberação de peptídios opióides, serotonina, noradrelina, entre outros, que são responsáveis pela inibição da dor, ficam comprometidos.

Entre as dores crônicas, a lombalgia (dor nas costas) é a campeã, representando 40% da dor crônica. Segue-se em ordem decrescente a cefaléia, dor músculo-esquelética, dor causada por processos degenerativos, câncer, herpes e diabete.

O tratamento de dor crônica deve ser feito em regime multidisciplinar, conforme idealizado pelo Dr. John Bonica da Faculdade de Medicina de Washington em 1950, quando e onde fundou a primeira clínica de dor.

Na clínica de dor a abordagem multidisciplinar é muito importante, desde o uso de analgésicos e antiinflamatórios não esteróides e esteróides, opióides, antidepressivos, bloqueio anestésico, cirurgia, neurologia, traumatologia, ortopedia, fisioterapia, acupuntura, moxabustão, massagem, quiropraxia, estimulação elétrica, psicoterapia comportamental, terapia ocupacional, reeducação postural global, fitoterapia, meditação, yoga, hipnose, seitai, pilates, etc.

Diante de uma dor, seja aguda ou crônica, o mais importante é investigar a real causa (diagnóstico). A automedicação representa um grande perigo e não é recomendável, e o tratamento deve ser rigorosamente orientado pelos especialistas.

Este livro aborda a dor na coluna vertebral (cervical, dorsal, lombar e sacro) com irradiações para os membros superiores e inferiores, dor miofascial, dor afetando os Canais Principais de Energia, Vaso *Lo* Longitudinal, Canal Distinto, Canal Extraordinário, Canal Tendinomuscular. Os mecanismos neurofisiológicos da dor (teoria antiga e nova), teoria da Medicina Tradicional Chinesa, classificação das dores sob a ótica da Medicina Biológica (Medicina Ocidental), aconselhamento de postura, também serão abordados. O tratamento será baseado tanto na Medicina Tradicional Chinesa (Acupuntura Clássica), como na Acupuntura Científica, Acupuntura dos "Pontos-Gatilho", Acupuntura Auricular e Cranioacupuntura de Dr. Yamamoto, com o objetivo de obter melhores resultados terapêuticos.

MECANISMOS NEUROFISIOLÓGICOS DA ANALGESIA

2

O interesse ocidental pela Acupuntura, sob o ponto de vista científico, começou na metade da década de 70 após algumas publicações sobre sua utilização como analgésico em cirurgias. Assim as pesquisas tenderam a se concentrar nos efeitos da Acupuntura sobre a dor aguda e crônica.

A maior parte dos estudos sobre Acupuntura está voltada para a ação da analgesia e do bloqueio de receptores nociceptivos que são responsáveis por sinalizar qualquer injúria nos tecidos via fibras A delta ou C. Os pesquisadores defensores da Acupuntura consideram que a mesma participa acessando o sistema nervoso central e ativa múltiplos sistemas de efeitos analgésicos na medula espinhal e no cérebro, estimulando o sistema endógeno responsável em suprimir dor, liberando neurotransmissores tais como opióides endógenos.

Três descobertas independentes puseram a Acupuntura em destaque. A Teoria do Controle de Portão (MELZACK & WALL, 1965), os peptídios opióides (HUGHES *et al.*, 1975) e a analgesia cirúrgica (DIMOND, 1971).

Para entender o mecanismo de funcionamento da Acupuntura é preciso falar em acupontos. Afinal o que é acuponto? Sob a ótica da Medicina Tradicional Chinesa o acuponto é, de acordo com a etimologia, um "orifício", "caverna", "cova", "depressão", etc. A

Medicina Tradicional Chinesa designou cada acuponto com nomes e significados amplos.

No Ocidente, por acharem complicado, os acupontos receberam numeração, esquecendo-se os significados. Por exemplo, um dos mais conhecidos acupontos "Zusanli" (três milhas da perna) foi designado no Ocidente como trigésimo sexto acuponto do Canal de Energia do Estômago (E-36).

O "Zu-san-li" (três milhas da perna) uma vez tratado com Acupuntura ou Moxabustão, segundo a Medicina Tradicional Chinesa, faz aumentar a energia suficiente para caminhar mais três milhas de distância (Fig. 1).

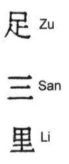

Figura 1 - "Zusanli".

Imagine uma energia ou força que o corpo acumula para realizar uma caminhada de três milhas de distância (aproximadamente 12 quilômetros). O que essa energia pode realizar num corpo se ela é convertida para realizar outras funções?

Dessa maneira os termos chineses nomeando os acupontos guardam uma riqueza de informações que podem ser interpretados e utilizados nos tratamentos.

No Ocidente há uma forte tendência de relacionar a localização do acupontos com as distribuições anatômicas das terminações nervosas. O acuponto IG-4 (Hegu) corresponde ao ramo superficial do nervo radial na estrutura anatômica conhecida como "caixa de rapé". O "Hegu" significa, na Medicina Tradicional Chinesa, "vale convergente".

Do ponto de vista da Medicina Ocidental, todos os acupontos examinados correspondem a pequenos feixes convergentes nervosos cutâneos (puramente sensoriais ou sensoriais e simpáticos), vasculares ou até musculares.

O que foi exposto acima é coerente, pois no Oriente a localização de um acuponto é feita através de palpação ou de pressão digital e o local mais sensível é escolhido como acuponto a ser tratado.

Muitos acupontos estão logicamente situados profundamente na pele ou até nos músculos. É o caso dos "pontos-gatilho" (TRAVELL & SIMONS, 1983) e os "pontos-motor" dos músculos, que correspondem ao local de entrada ou saída de nervos (LIU *et al.*, 1987).

MELZACK *et al.* (1977) verificaram que os acupontos se correlacionavam rigorosamente com os "pontos-gatilho". Esses "pontos-gatilho" têm uma correspondência com os "pontos *Ashi* " da Medicina Tradicional Chinesa. Alguns autores encontraram uma diferença de mais de 3 cm de discrepância, por exemplo, os três "pontos-gatilho" conhecidos no músculo infra-espinhoso (TRAVELL & SIMONS, 1983) estão além de 3 cm do ponto local de Acupuntura, o ID-11 (Tiunzhong). Devemos lembrar que os acupontos não são fixos, além de existir o acuponto como o IG-4 (Hegu), que tem pelo menos três localizações diferentes.

Os acupontos são identificados, na prática, pela localização anatômica e pela sensibilidade. Alguns pesquisadores sugeriram que os acupontos podem ser localizados por alterações da resistência cutânea. Os acupontos normalmente apresentam baixa resistência elétrica.

Essas observações motivaram o Dr. Yoshio Nakatani a desenvolver, em 1950, um sistema de tratamento chamado Ryodoraku, na Universidade de Kyoto, no Japão.

O Dr. Nakatani efetuou medições da resistência elétrica da pele, com um aparelho de 12 volts de corrente contínua, no abdômen, no peito, nos membros e no corpo de pacientes com edema generalizado em conseqüência de nefrite. Ele descobriu que a eletrocondutividade dos acupontos e canais do Rim estava mais alta que os das áreas circundantes. Então, ele repetiu as medições, com muito cuidado, em outros casos de infecções renais e observou um padrão de similaridade em todos eles. Entretanto, esse padrão não era observado em pessoa sadia, mas sim, somente em pessoas com problemas renais.

Os detectores de acupontos são baseados nas alterações da resistência cutânea (a diminuição da resistência elétrica aumenta a eletrocondutividade ou eletropermeabilidade e o aparelho acusa através de sinais luminosos e ou sonoros).

O sistema de tratamento pelo Ryodoraku (Ryodoten, significa pontos de boa eletropermeabilidade) e a linha de conexão dos Ryodotens, que foi chamada de Ryodotenraku (o que significa linha de boa eletrocondutividade), são bastante questionados por CHAN (1984), citado por ERNEST & WHITE (2001), que alega que as medições de resistência cutânea podem ser confundidas por muitos fatores, tais como, a área de secção cruzada do eletrodo explorador, a quantidade de pressão e o tempo de contato. A camada do estrato córneo da epiderme contribui com mais de 90% da resistência cutânea, e a sua estrutura é facilmente distorcida pela pressão exercida durante a medição. As medições repetidas da resistência cutânea em 12 pontos tradicionais de Acupuntura em voluntários saudáveis produziram resultados incoerentes, diferentes e duvidosos.

Mas o sistema de tratamento Ryodoraku feito com os cuidados recomendados por Dr. Nakatami minimizam os erros e as leituras cuidadosamente realizadas, são anotadas no gráfico logarítmico de Ryodoraku. No gráfico ainda existe a faixa de 14 mm que estatisticamente calculada por ele, corresponde a faixa de equilíbrio energético.

Dado que a condutividade da pele aumenta com o suor, para se efetuar as medições da resistência elétrica sem a interferência dele é necessário que se realize estas medições utilizando-se eletrodo explorador umedecido com solução fisiológica.

O aparelho Ryodoraku ainda tem ajuste de voltagem para 6, 12 e 21 volts. O ajuste para 6 volts é utilizado para crianças com pele mais fina e o ajuste de 21 volts é utilizado para a pele ressecada dos idosos, sendo o de 12 volts para a maioria das pessoas adultas.

Outro cuidado necessário é uniformizar a quantidade de pressão e o tempo de contato não deve ultrapassar três segundos. O aparelho mede a eletropermeabilidade do acuponto e a deflexão da agulha para a direita aumenta no microamperímetro enquanto os elétrons penetram no acuponto e a leitura é realizada no exato momento em que a deflexão da agulha no microamperímetro chega ao máximo. Se persistir a pressão ou contato do eletrodo explorador na pele, a leitura no microamperímetro começa a diminuir por motivo de saturação dos pontos pelos elétrons. Várias medidas realizadas no mesmo ponto em um curto espaço de tempo darão leituras diferentes e menores, o que provocam questionamentos.

O uso de anestésico no acuponto suprime o efeito favorável da Acupuntura (CHIANG *et al.*, 1973). Portanto, pode se esperar que nos locais dos acupontos encontrem algum receptor uniforme, terminações de fibras nervosas ou correspondentes neuromusculares ou neurovasculares (*nervi vasorum*).

O outro modelo de Acupuntura, conhecido como Acupuntura Segmentar é, sem sombra de dúvidas, a forma ou modelo mais eficaz para o alívio da dor. Este modelo explica anatômica e cientificamente a forma de Acupuntura conhecida como empírica, pelo fato de usar acupontos distantes. Por exemplo, num paciente com queixa no joelho (L_3-L_4) e um "ombro congelado" (C_4-C_5-C_6), o tratamento do ombro congelado pode melhorar o problema do joelho devido às relações segmentares secundárias e terciárias, existentes entre os segmentos anatômicos C_4-C_5-C_6 e L_3-L_4.

O acuponto IG-11 (Quchi) pode ser utilizado para aliviar a dor no joelho, o que também pode ser explicado pelas relações segmentares secundárias e terciárias, existentes entre o cotovelo e joelho.

Um segmento consiste de um dermátomo, miótomo, esclerótomo e viscerótomo. Todas essas partes estão interconectadas por compartilharem da mesma inervação e por meio dessa inervação qualquer parte de um segmento pode influenciar outra parte do mesmo segmento. Por exemplo, uma patologia da víscera (viscerótomo) pode se manifestar na pele (dermátomo), nos músculos (miótomo), nas articulações (esclerótomo), por reflexos víscero-cutâneos e víscero-motores. Inversamente a estimulação da pele ou do músculo, pode influenciar os órgãos internos que compartilham a mesma inervação segmentar por meio de reflexos cutâneo viscerais e músculo viscerais, que é o princípio das terapias segmentares como a Acupuntura Segmentar.

A inserção de agulhas nos acupontos B-20 (Pishu) e B-21 (Weishu), B-18 (Ganshu) e B-19 (Danshu), também pode aliviar a dor no joelho. A Medicina Chinesa explica o alívio da dor pela teoria dos meridianos que passam pelo joelho ou, pela teoria dos cinco movimentos, a terra (Baço-Pâncreas e Estômago) e madeira (Fígado e Vesícula Biliar) absorvem a umidade nos casos de joelho com edema.

Os termos como estagnação de Qi, Sangue, umidade, invasão de vento frio, umidade-frio, umidade-calor, yin/yang, cinco movimentos, lei do meio-dia e meia-noite, tartaruga sagrada, cronoacupuntura da energia de defesa, são considerados empíricos e anacrônicos e geram conflitos entre a Medicina Tradicional Chinesa e a Medicina Ocidental Moderna e Científica. Os antigos não conheciam a anatomia, fisiologia, etc., mas procuravam entrar em harmonia com a natureza, e pareciam estar dotados de inteligência intuitiva. Procuravam uma analogia com a natureza para tentar resolver os problemas.

Quanto ao termo umidade-calor, muito citado na Medicina Tradicional Chinesa, entenda como processo inflamatório. Por exemplo, nos casos de "gota" trate o Baço-Pâncreas, escolhendo os acupontos que dispersam a umidade e o calor. Pela teoria dos cinco movimentos, o Baço-Pâncreas corresponde à Terra e a mesma absorve a umidade e o resultado é ótimo*.

Portanto, a Acupuntura Clássica não deve ser desprezada e nem esquecida, deve ser estudada na sua íntegra e tentar interpretar a inteligência intuitiva e associar com a Acupuntura Científica Moderna ligada à inteligência racional.

NEUROFISIOLOGIA DA DOR E CONTROLE NOCICEPTIVO

Até 1970, os mecanismos da dor eram explicados pela teoria da especificidade: a dor era considerada como resultado automático dos receptores da dor que estimulavam os trajetos de dor para o centro de dor no cérebro.

A partir dos trabalhos de MELZACK & WALL (1973), a teoria de especificidade foi deixada de lado pois os autores argumentaram que a lesão pode ocorrer sem causar a dor, no campo dos esportes ou em campos de batalha, onde a amputação de um membro traumático ocorreu de forma completamente indolor. Outras vezes,

---

* Na minha experiência, a "gota", se for tratada com a Medicina Ocidental em conjunto com a Medicina Tradicional Chinesa, o resultado é muito melhor.

a dor crônica pode persistir, por muito tempo, após se ter curado a inflamação original ou a lesão.

Surge então, a Teoria do Controle de Portão da Dor (MELZACK & WALL, 1965). Assim, um estímulo não é considerado essencialmente "doloroso", mas indica trauma e, portanto, considerado nociceptivo.

As fibras nociceptivas individuais podem responder a um simples estímulo (forte pressão mecânica, calor e frio) ou responder a muitos estímulos (polimodais).

Fibra C

O nociceptor polimodal aferente primário tipo C envia fibras em direção ao corno dorsal da medula espinhal e ao nível da lâmina II fazem o contato sináptico com os neurônios nociceptivos da substância gelatinosa (Fig. 2).

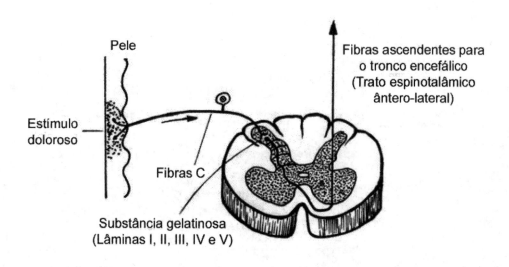

Figura 2 - Esquema do segmento da medula espinhal mostrando o trajeto da fibra C.

As fibras C liberam os aminoácidos glutamato e aspartato como transmissores (Fig. 3). Na dor aguda, o glutamato liberado pelos impulsos nociceptivos estimula o receptor do ácido propiônico a-amino-3-hidroxi-5 metil-4-isoxalona (AMPA).

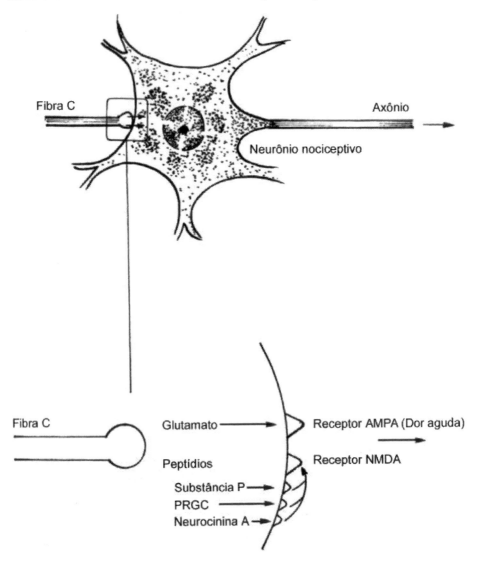

Figura 3 - Neurônio nociceptivo localizado na lâmina II da substância gelatinosa do corno posterior. Em destaque a sinapse da terminação da fibra C com o referido neurônio. Abaixo os transmissores, glutamato e peptídios [substância P, peptídio relacionado com o gene da calcitonina (PRGC) e neurocinina A] e os receptores ácido propiônico α-amino-3-hidroxi-5 metil,4-isoxalona (AMP) e N-metil-d-aspartato (NMDA).

O receptor AMPA, responde aos impulsos um a um, rigorosamente.

Na dor crônica, a estimulação repetida da fibra C leva a liberação de substância P, peptídio relacionado com o gene da calcitonina (PRGC) e neurocinina A (DICKENSON, 1995). Esses ativam um segundo receptor, conhecido como N-metil-d-aspartato (NMDA). Após ser processado na substância gelatinosa o sinal nociceptivo ativa a grande célula de "transmissão" na lâmina V (células de ampla variação dinâmica ou Avd) (Fig. 4). As células de Avd enviam axônios que vão ao encéfalo pelo trato espinorreticular, pelo lado oposto.

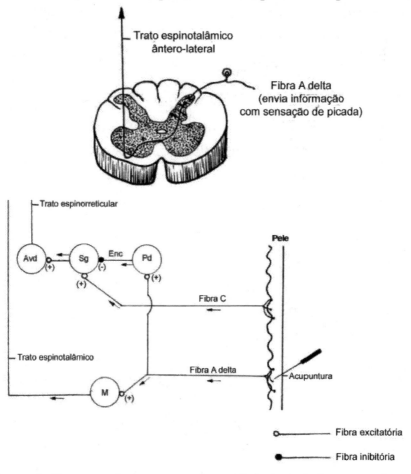

Figura 4 - Esquema do segmento da medula espinhal mostrando o trajeto da Fibra A delta (em cima). Mecanismo de ação da Acupuntura Segmentar através da Fibra A delta. M - células marginais; Pd - células pedunculadas; Enc - encefalinas; Sg - Substância gelatinosa; Avd - células de ampla variação dinâmica (embaixo).

Fibra A Delta

Os receptores aferentes primários A delta enviam fibras para células marginais (M) (Fig. 4), que vão para o encéfalo (tálamo) através do trato espinotalâmico ântero-lateral oposto e levam informações sobre a sensação de picada. Enviam também fibras para as células pedunculadas (Pd) que liberam encefalina (Enc) que é responsável pela inibição das células da substância gelatinosa do corno posterior, impedindo dessa forma que as informações geradas pela estimulação nociceptiva passem pelas células de Ampla variação dinâmica (Avd) e sejam transmitidas em seguida pelo trato espinorreticular.

As fibras A delta podem ser ativadas pela picada de agulha (Acupuntura), pelo calor (Moxabustão), pelo frio (Gelo) e também pela forte pressão (Massagem).

Algumas fibras A delta terminam nas grandes células de transmissão (A), na lâmina I e II, no corno posterior. Outras enviam seus axônios (fibras do trato) através da medula, para se unirem ao trato espinotalâmico ântero-lateral, próximo à superfície anterior no lado oposto (Figs. 4 e 5).

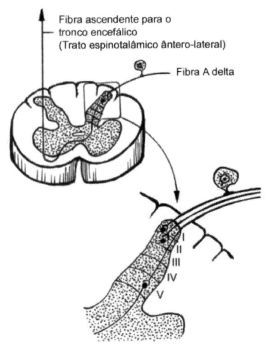

Figura 5 - Esquema do segmento da medula espinhal mostrando o trajeto da Fibra A delta. Em destaque e com ampliação (abaixo) a substância gelatinosa do corno posterior com lâminas I, II, III, IV e V.

A maior parte das fibras do trato espinotalâmico ânterolateral atinge o tálamo (núcleos ventro-basais), de onde os neurônios de terceira ordem enviam axônios para o córtex sensorial primário (Fig. 6).

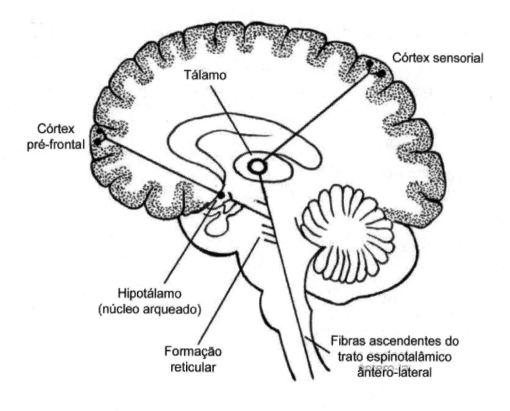

Figura 6 - Esquema da secção sagital do encéfalo mostrando o trajeto da fibra aferente A delta que passando pelo tálamo segue em direção ao córtex sensorial.

Esse sistema proporciona a percepção rápida e precisamente localizada da estimulação nociva sem produzir muita resposta emocional.

Uma minoria de fibras termina na formação reticular e de lá, seguem para tálamo, outras seguem para o núcleo arqueado do hipotálamo e para córtex pré-frontal (Fig. 6).

Fibra A Beta

As fibras A beta no controle da entrada de nociceptivos ativam interneurônios situados no corno posterior. Quando estimulados os interneurônios secretam GABA (ácido gama aminobutírico) que inibe a transmissão de impulsos nociceptivos nas células de substância gelatinosa. Uma esfregada ou batida pode aliviar a dor sob o ponto de vista segmentar e isso pode ser imitado pela estimulação nervosa elétrica transcutânea (TENS).

Respondem também à eletroacupuntura de alta freqüência, ativados por estímulo de baixo limiar.

Os núcleos da coluna dorsal projetam para o tálamo (núcleo ventro-basais) e daí para áreas sensoriais primárias e secundárias no córtex do mesmo lado.

Sistema Inibidor Descendente de Nocicepção

As fibras mielínicas aferentes A delta que conduzem o estímulo nociceptivo para o córtex sensorial penetram na medula espinhal, na parte superior do corno posterior e fazem sinapse com as grandes células da substância gelatinosa ao nível da lâmina I e II (Fig. 5).

Essas grandes células conduzem o estímulo (a informação sensorial) pelos seus axônios (as fibras do trato) que cruzam a medula espinhal para formar o trato espinotalâmico ântero-lateral no lado oposto (Fig. 5). O trato espinotalâmico envia o estímulo nociceptivo ao córtex sensorial passando pelo tálamo (Fig. 6).

Ainda ao nível do tronco cerebral (mesencéfalo) surgem as colaterais que se dirigem para a formação reticular, hipotálamo (núcleo arqueado) e córtex pré-frontal (Fig. 6).

O córtex pré-frontal e a hipófise (locais prováveis de origem do sistema inibidor descendente) estimulam o núcleo arqueado do hipotálamo, o qual ativa a reação inibitória em cadeia descendente, que segue em direção à substância cinzenta periarquedutal. Daqui ainda surgem dois sistemas inibidores descendentes, o sistema serotoninérgico e noradrenérgico (Fig. 7).

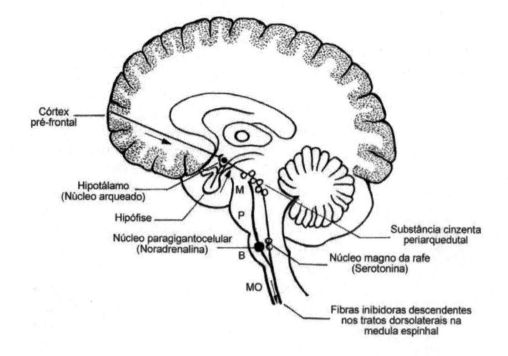

Figura 7 - Esquema da secção sagital do encéfalo mostrando o local provável de origem dos sistemas inibidores descendentes. M - mesencéfalo; P - ponte; B - bulbo; MO - medula oblonga.

No sistema serotoninérgico as fibras, na linha mediana, vão em direção ao núcleo magno da rafe, descem pelo trato dorsolateral na medula espinhal e suas fibras terminam na lâmina I, II e V, onde é liberada a serotonina.

A serotonina ativa as células pedunculadas a produzirem encefalina (opióide endógeno), que inibem as células da substância gelatinosa, levando ao fechamento do portão da dor.

No sistema noradrenérgico, as fibras estão localizadas em cada lado da linha mediana, atingem o núcleo gigantocelular e paragigantocelular do tronco cerebral. As suas fibras também inibidoras descem pela coluna póstero-laterais e liberam noradrenalina que, também, inibem as células da substância gelatinosa, levando ao fechamento do portão da dor.

Peptídios Opióides e Receptores

Os peptídios opióides e seus receptores estão envolvidos com a analgesia e estão distribuídos no Sistema Nervoso Central.

Três peptídios opióides são conhecidos: as **encefalinas** que estão presentes na lâmina I e V do corno posterior da medula espinhal e na substância cinzenta periaquedutal; a **betaendorfina** que é encontrada na substância cinzenta periaquedutal e no núcleo arqueado do hipotálamo; a **dinorfina** que é encontrada em toda a medula espinhal.

Os peptídios opióides só produzem seu efeito após se unirem aos receptores. Foram identificados três receptores (**mu**, **capa** e **delta**) que são encontrados nas duas superfícies das sinapses (pré-sináptica e pós-sináptica).

A ligação do peptídio opióide nos receptores pré-sinápticos bloqueia o canais de Ca^{++} e impede a liberação de neurotransmissores na fenda sináptica. Por outro lado, a ligação do peptídio opióide nos receptores pós-sinápticos aumenta a ação da bomba de K^+, aumentando o potencial estacionário da membrana celular do axônio e dificulta a despolarização.

Os peptídios opióides além de serem liberados no Sistema Nervoso Central também são liberados pela hipófise através da degradação ou quebra de um precursor, o pró-opiomelanocortina em betaendorfina e hormônio adrenocorticotrófico (ACTH) (CRINE et al., 1978), e ambos são lançados na corrente sangüínea. Mas como a betaendorfina não é capaz de atravessar a "barreira hematoencefálica", não produz analgesia. Estresse, exercícios físicos, sexo, condicionamentos, Acupuntura, são responsáveis pela liberação de ambas as substâncias citadas (HAWKES, 1992)

A injeção de hidrocortisona impede o aumento de betaendorfina no plasma sangüíneo, mas não afeta a analgesia (MORET et al., 1991).

A eletroacupuntura de baixa freqüência libera betaendorfina e encefalina no cérebro e medula espinhal. Esses dois peptídios opióides interagem com receptores **mu** e **delta**.

A eletroacupuntura de alta freqüência libera **dinorfina** na medula espinhal. A dinorfina interage com o receptor **capa**.

A injeção de naloxano na substância cinzenta periaquedutal inibe a analgesia.

O D-fenilanina ou D-leucina que inibe a ação de enzimas de degradação de peptídios opióides potencializam o efeito analgésico da Acupuntura (CHENG & POMERANZ, 1980).

A naloxana se liga especificamente ao receptor **mu** e inverte a analgesia de baixa freqüência (POMERANZ & CHENG, 1979).

A analgesia induzida por freqüência baixa (2 Hz) é mediada pelos receptores **mu** e **delta**, enquanto a analgesia induzida por freqüência alta (100 Hz) é mediada pelo receptor **capa**. A naloxona potencializa a analgesia induzida por freqüência alta.

Portanto, a resposta analgésica muda bastante com o condicionamento e meio.

Os peptídios opióides sozinhos não são suficientes para explicar a analgesia pela Acupuntura. Outros mecanismos ainda devem ser descobertos.

COLECISTOQUININA (CCK)

A colecistoquinina e a orphanina FQ, são antiopióides.

A injeção de colecistoquinina nos ventrículos cerebrais ou na medula espinhal bloqueia a analgesia induzida por Acupuntura. Porém, para que haja a liberação de colecistoquinina, é necessário estimulação contínua com Acupuntura por duas horas.

Será que a colecistoquinina aumenta a tolerância à Acupuntura se realizar sessões repetitivas na clínica? Ainda não se sabe.

Alguns médicos acupuntores relatam que sessões repetidas de Acupuntura parecem desenvolver tolerância à mesma. É preciso realizar mais pesquisas controladas em modelo animal.

A serotonina também está implicada na analgesia pela Acupuntura (HAN & TERENIUS, 1982). Bloqueadores de receptores de serotonina fazem diminuir a analgesia.

A administração de precursor de serotonina ou bloqueadores da enzima de degradação de serotonina, efeito do fármaco antidepressivo tricíclico — a clomipramina — que bloqueia a recaptação de serotonina pelas terminações nervosas, aumenta a analgesia por acupressura.

A clomipramina aumenta também o efeito analgésico da acupressura para extração do terceiro molar incluso (ZHAO et al, 1978).

A concentração de betaendorfina no líquor cefalorraquidiano (LCR) aumenta após a eletroacupuntura (CLEMENT-JONES et al., 1980).

A eletroacupuntura com freqüência de 2 Hz aumenta a metencefalina, mas não a dinorfina A, enquanto a estimulação com freqüência de 100 Hz, aumenta a dinorfina A, mas não aumenta a metencefalina.

Em suma, esses conhecimentos podem ser utilizados na prática da Acupuntura na clínica de dor.

Baseados na evidência de que a eletroacupuntura de baixa freqüência (2 Hz) libera betaendorfina e encefalina e que a alta freqüência (100 Hz) libera dinorfina A e colecistoquina-8 (CCK-8), e que este último pode aumentar a tolerância ou acomodação à Acupuntura, na prática clínica de eletroacupuntura se desejar um efeito analgésico mais potente, deve-se utilizar impulsos elétricos com freqüência alternada baixa e alta (disperso-densa de 2 e 100 Hz, com intervalo de três a cinco segundos). Esse tipo de estímulo disperso-denso evita o fenômeno de tolerância.

Uma Revisão sobre a Classificação das Dores 3

A classificação das dores, sem sombra de dúvidas, auxilia muito no diagnóstico e no tratamento das doenças.

Uma forma bastante didática de classificar as dores é encontrada no livro **A Dor** de autoria do médico João Augusto Figueiró do Centro Multidisciplinar de Dor da Divisão de Clínica Neurológica do Hospital das Clínicas da Faculdade de Medicina da Universidade de São Paulo.

Segundo este autor a dor pode ser classificada em cinco formas distintas:

- Quanto à **localização:** cabeça, pescoço, tórax e abdômen.
- Quanto ao **sistema:** nervoso, gastrintestinal e músculo-esquelética.
- Quanto à característica **temporal:** aguda, crônica, persistente, flutuante e intermitente.
- Quanto à **intensidade:** leve, moderada e intensa.
- Quanto à **etiologia:** trauma, queimadura, infecciosa, neoplásica, psicológica, genética.

A norma útil para a localização da dor consiste em solicitar ao paciente que aponte com o dedo indicador a região sede da dor. Isso porque muitas vezes com uma dor no hipocôndrio esquerdo o paciente pode se queixar dizendo que, sente dor no fígado ou no estômago por não conhecer a anatomia.

Quanto ao sistema é importante distinguir se a dor afeta o sistema nervoso central ou periférico como nas cefaléias causadas por aneurisma, nevralgias do trigêmino, intercostal e ciatalgias; se afeta o sistema gastrintestinal como em gastralgia, cólica intestinal e sistema músculo-esquelético como nas dores miofasciais, a fim de planejar um tratamento adequado.

Em relação à característica temporal é importante observar as diferenças entre a dor aguda e crônica. A dor aguda é aquela que geralmente está associada a algum tipo de lesão tecidual causada por traumatismos ou por incisões cirúrgicas e tende a desaparecer logo que a lesão regenerar. Esse tipo de dor costuma responder bem aos analgésicos, morfinas, anestésicos, antiinflamatórios e inclusive à Acupuntura.

A dor crônica é aquela que perdura por mais de seis meses. Em outras palavras, é aquela que persiste além do tempo razoável e esperado para a cura da lesão.

Segundo PORTO (1994), em seu livro "**Semiologia Médica**", define a dor crônica como persistência da mesma após a recuperação total do tecido lesado e afirma que essa dor não tem função (dor inútil).

Mas no dia a dia do médico é difícil afirmar que a recuperação de um tecido lesado foi total e requer uma atenção mais cuidadosa para não negligenciar uma doença degenerativa ou maligna.

A dor crônica persistente nem sempre guarda relação com a lesão inicial do tecido e também pode surgir sem lesão tecidual perceptível e responde mal aos tratamentos com analgésicos, inclusive aos narcóticos. A dor pode também relacionar com os distúrbios emocionais.

É difícil estabelecer um limite entre a dor aguda e crônica pela subjetividade dos sintomas e também devido características intermediárias da dor. A persistência da dor e a refratariedade aos tratamentos levam os portadores de dor crônica a experimentarem inúmeros medicamentos, além de colecionarem incontáveis exames complementares.

A dor persistente pode ainda ser encontrada na fratura óssea não consolidada, artrite reumatóide, osteoartrose, metástases de um tumor maligno localizados nos corpos vertebrais atingindo as raízes nervosas. Por isso, torna-se necessário realizar exames como, imagens por raio X, tomografia computadorizada, imagens por ressonância nuclear magnética, de acordo com a suspeita clínica. Nos casos de suspeita de processos inflamatórios a velocidade de hemossedimentação (VHS) deve ser solicitada.

PORTO (1994) classifica a dor quanto ao local dos receptores e a irradiação da mesma em: **cutânea** ou **superficial**, **profunda**, **visceral**, **referida** e **irradiada**.

- **Dor cutânea** ou **superficial (somática)** — é causada pelos estímulos nociceptivos que atuam na superfície como traumatismos (contusão, incisão, compressão), calor ou frio intenso, substâncias cáusticas, etc.

  A intensidade da dor varia de acordo com o tipo de estímulo; é sentida no local exato de atuação do estímulo e a sensação dolorosa tem "qualidade" própria para os diferentes estímulos.

- **Dor profunda (somática)** é sentida nos músculos, tendões, cápsulas e fáscias.

  A afecção dolorosa mais freqüente no músculo estriado esquelético é a síndrome dolorosa miofascial (SDM).

  O principal fator etiológico dessa afecção é o microtraumatismo, causado pelos movimentos repetitivos em determinadas ocupações (lesão por esforço repetitivo - LER). Da mesma forma os tendões, cápsulas e fáscias podem sofrer microtraumatismos e com as respectivas inflamações são conhecidas como tendinites, capsulites e fascites.

- **Dor visceral** — é a dor que se origina nos órgãos e vísceras e tem características diferentes da dor cutânea e é profunda. Pode ser causada por diferentes estímulos, tais como distensão, tração, inflamação, isquemia e contração espasmódica.

  A qualidade da dor varia conforme o órgão ou a víscera acometida. No coração é sentido como um "aperto" ou "constricção"; na pleura como uma "fisgada"; nas vísceras como "torção", nos órgãos, como dor "surda".

  Quanto à localização é percebida nas regiões que correspondem à projeção do órgão em sua posição embriológica. Por exemplo, a dor de origem cardíaca pode-se localizar na região retroesternal, enquanto a originada no estômago localiza-se no epigástrio e a dor cuja origem é no intestino delgado, projeta-se na região umbilical.

A dor de apendicite aguda, no início localiza-se no epigástrio, isso porque o intestino delgado embriologicamente é uma víscera de posição medial alta. Após o comprometimento do peritônio periapendicular a dor passa a ser sentida na fossa ilíaca direita e aquela projeção é explicada pelo reflexo víscero-cutâneo.

- **Dor referida** — é uma dor profunda e projeta-se à distância, seguindo a distribuição metamérica ou segmentar. Seria o resultado da confluência ou convergência neuronal das vias aferentes cutâneas e profundas em um mesmo metâmero ou segmento. Assim a dor referida é a projeção, na superfície, de uma dor visceral e seria explicada pela convergência de estímulos sobre o mesmo local que recebe os estímulos provenientes da pele. E como a projeção cerebral das vísceras é relativamente pequena, o cérebro interpretaria erroneamente o local da dor, sentindo-a como se fosse originada na área superficial. A dor referida não tem uma localização precisa e é contínua.

O infarto do miocárdio ou "angina do peito" basicamente apresenta uma dor visceral que se localiza na região retroesternal e pode causar uma dor referida que irradia para a face interna do braço e antebraço, indo até o dedo mínimo. Essa irradiação coincide com o trajeto do Canal Principal de Energia do Coração da Medicina Tradicional Chinesa.

A área de projeção da dor referida do coração corresponde ao dermátomo e esclerótomo inervado pelo último nervo cervical (C_8) e o primeiro torácico (T_1). Os nervos aferentes do coração também penetram na medula espinhal nesta altura. O estímulo doloroso causado pela isquemia do músculo cardíaco percorre a via sensitiva aferente e ao atingir a área sensitiva do córtex sensorial, é percebido pelo cérebro como se a dor estivesse originada na área cutânea do metâmero correspondente (C_8 e T_1).

A dor referida, diferentemente da dor segmentar não alivia com o anestésico.

- **Dor irradiada** — resulta como conseqüência de irritação direta de um nervo sensitivo ou misto. Esse tipo de dor é sentido exatamente no território correspondente à raiz nervosa comprometida.

A ciatalgia é um exemplo de dor irradiada e é sentida exatamente no território correspondente a raiz nervosa comprometida.

Características Semiológicas da Dor

Segundo PORTO (1994) em Semiologia Médica refere que a obtenção das informações deve ser feita de maneira sistematizada, interrogando sobre as características semiológicas da dor que são as seguintes:

- localização;
- irradiação;
- caráter ou qualidade;
- intensidade;
- duração;
- relações com as funções orgânicas;
- fatores desencadeantes ou agravantes;
- fatores que aliviam;
- manifestações concomitantes;

A reunião dessas características auxilia muito o diagnóstico e facilita o tratamento.

Localização — refere-se ao local onde a dor está sendo sentida. Uma norma muito útil consiste em solicitar ao paciente que aponte com o dedo indicador o local da dor. Essa norma é para evitar que o paciente relate a localização da dor através da citação de uma víscera. Por exemplo, o paciente diz: "estou com dor no fígado!"; o que na realidade, a dor pode estar localizada no hipocôndrio e nem sempre uma dor nesse sítio é devido ao distúrbio do fígado (pode ser dor na parede torácica, dor referida de alguma outra víscera, etc.). Esse tipo de informação deve ser rejeitado pois, o paciente, muitas vezes, não sabe a exata localização anatômica dos órgãos e vísceras.

Irradiação — como na localização da dor deve ser apontada o trajeto da irradiação com o dedo indicador.

Caráter ou qualidade — pode ser classificada em queimação, pontada, cólica, pulsátil, surda, constrictiva, contínua e provocada.

- **Dor em queimação** — o paciente sente uma sensação semelhante a provocada pelo calor intenso. Exemplo: dor da úlcera péptica.
- **Dor em pontada** — paciente sente uma sensação semelhante a provocada por um objeto pontiagudo. Exemplo: dor pleurítica.
- **Dor em cólica** — é aquela que lembra a sensação de torcedura. Exemplo: cólica menstrual, nefrética e intestinal.
- **Dor pulsátil** — é uma dor com característica pulsante ou latejante. Exemplo: alguns tipos de cefaléia como "enxaqueca".
- **Dor surda** — é uma dor contínua com sensação de peso, mas sem grande intensidade. Exemplo: dor lombar.
- **Dor constrictiva** — é aquela que causa sensação de "aperto". Exemplo: "angina do peito" e dor do infarto do miocárdio.
- **Dor contínua** — é aquela que se mantém sem interrupção. Exemplo: dor da pancreatite aguda.
- **Dor provocada** — é aquela que só aparece quando provocada ou palpada com forte pressão. Exemplo: dor miofascial latente.

Intensidade — como a dor é um sintoma subjetivo deve-se dar atenção para a relatividade desta característica. A sua intensidade pode ser classificada em: dor leve, moderada, intensa e muito intensa.

Duração — é o tempo decorrido entre o início da dor e o momento do exame clínico. Se a dor é cíclica ou periódica, deve-se questionar a duração de cada crise dolorosa e o intervalo entre as crises.

Evolução — define a maneira como a dor vem evoluindo, se a dor vem aumentando de intensidade ou diminuindo; se é contínua ou cíclica, etc.

Relações com as funções orgânicas — leva em conta a localização da dor e sua relação com órgãos ou vísceras. Por exemplo, se a dor está localizada no tórax, pesquisa-se a sua relação com a respiração, ou se piora com a tosse e com os movimentos do tórax; se a dor estiver localizada na região epigástrica deve-se investigar a sua relação com ingestão de alimentos; se a dor está localizada no baixo ventre indagar se melhora com evacuação ou micção.

Fatores que desencadeiam ou agravam a dor — deve-se questionar ou investigar os fatores que desencadeiam ou agravam a dor. Por exemplo, na lombalgia e cervicalgia perguntar se piora com flexão, extensão, lateralidade e rotação para direita ou esquerda; se as dores estão localizadas nas pernas perguntar se piora com deambulação. Também deve-se investigar se a dor piora com esforço, com pressão local, etc.

Fatores que aliviam a dor — procurar investigar quais os fatores que aliviam. Se alivia com o calor ou frio; deve-se investigar também se alivia ou não com os medicamentos analgésicos. Por exemplo, se alivia com os miorrelaxantes a dor é de origem músculo-esquelética.

Síndromes Dolorosas Complexas

Dor pós-herpética — a infecção herpética causada por vírus da varicela, normalmente é precedida de dor aguda em queimação e sensação de "ferroadas" ou choques periódicos e seguida de aparecimento de erupções cutâneas no trajeto de nervos (inervação da face, membros superiores, tórax e membros inferiores).

A dor crônica pós-herpética ou neuralgia pós-herpética pode seguir-se a fase aguda de infecção pós-herpética e pode durar por um longo período e acomete mais os idosos e imunodeprimidos como nos pacientes portadores de Aids.

As fibras nervosas lesadas pela infecção herpética não são mais capazes de transmitir impulsos nervosos normalmente. A pele torna-se hipersensível e mesmo o mais leve contato das roupas pode disparar sensações dolorosas.

Tanto na fase aguda como na crônica a dor herpética responde mal aos medicamentos analgésicos, antiinflamatórios e até mesmo aos opiáceos e apresentam respostas variáveis aos antidepressivos tricíclicos.

A Acupuntura pode oferecer uma ajuda quando associada aos medicamentos, principalmente os antidepressivos tricíclicos.

A técnica de Acupuntura conhecida como "rodeando o dragão", pode ser utilizada sobre as áreas desnervadas ou parcialmente desnervadas e no herpes-zoster. As agulhas são inseridas, de maneira circular, bem superficialmente ao redor das margens ou bem além da área de desnervação.

Dor do câncer — também conhecida como dor maligna, pois pode se apresentar na forma aguda e crônica ao mesmo tempo. Uma vez associada à consciência de doença incurável e fatal os pacientes freqüentemente passam a sofrer de transtornos afetivos como ansiedade, insônia, depressão e perda de apetite.

O tumor em si pode causar dor local diretamente. Já as metástases podem provocar dor em locais distantes. A intensidade da dor depende muito da localização do tumor e do estágio de evolução da doença. Metástases ósseas, acometimento das vísceras, compressão e infiltração dos nervos são as causas mais comuns de dor em cerca de 70% dos pacientes com câncer em estágio avançado.

Como a maior parte das dores que surgem nos tumores malignos é do tipo dor por nocicepção (dor provocada por lesão tecidual), daí a eficácia dos analgésicos comuns e dos opiáceos.

A dor tende a aumentar com o crescimento da neoplasia e diminuir quando este se reduz após o tratamento.

Um grupo menor de pacientes apresenta dor neuropática, seja devido ao efeito da radioterapia e da quimioterapia, ou pela lesão direta dos nervos. São dores de difícil controle, necessitando de tratamento cirúrgico para se obter alívio.

Atualmente, os recursos terapêuticos disponíveis, tais como analgésicos potentes, sistema de infusão e técnicas neurocirúrgicas, podem proporcionar o alívio ou eliminação da dor em 80% dos pacientes.

Dor do coto em amputação — é uma dor localizada no próprio coto, causada pelo aparecimento de neuromas na extremidade do nervo seccionado que se tornam bastante sensíveis.

Quando um nervo é seccionado e cujos axônios não encontrando mais o seu cilindro de células de Schwann, o crescimento desses axônios é desordenado e terminam formando um neuroma de amputação.

A dor do coto pode apresentar alguma melhora com uso de analgésicos. A dessensibilização segmentar paraespinhal* dos dermátomos miótomos e esclerótomos comprometidos, utilizando a técnica de Acupuntura Segmentar, pode oferecer bons resultados.

Dor do membro fantasma — é uma dor relatada pelo paciente no membro inexistente, ou seja, na região do membro amputado ou preexistente. A dor inicia-se logo após a amputação e pode desaparecer com o tempo, mas pode permanecer e tornar-se permanente em alguns pacientes.

MREJEN (1978), cita que o tratamento pelo lado oposto utilizando a Acupuntura é bastante eficaz no controle da dor do membro fantasma.

---

* A dessensibilização segmentar paraespinhal pode ser realizada com a inserção de agulhas nos acupontos "Jiaji" de Huato, escolhendo os segmentos comprometidos.

A dessensibilização segmentar paraespinhal acima referida, também oferece grande alívio.

Dor causálgica (causalgia) — é uma dor provocada pela lesão do nervo periférico e é acompanhada de alterações tróficas na região dolorida.

Uma modalidade de causalgia conhecida como **causalgia minor** é uma dor também provocada por lesão do nervo periférico, porém sem alterações tróficas na região dolorida. A dor é em queimação, sendo a causa mais comum os ferimentos por arma de fogo, compressão de nervos, uso inadequado de gessos para o tratamento da fratura óssea. O trauma, a imobilização gessada, processos inflamatórios, infecciosos, metabólicos, neoplásicos, infarto agudo do miocárdio, hipotireoidismo e drogas (barbitúricos), podem ser responsáveis pela causalgia minor ou algodistrofia (distrofia simpático reflexa).

Os sintomas mais comuns são dor intensa, edema, distúrbio vasomotor autonômico e diminuição da mobilidade.

Dor pós-trauma medular — é uma dor contínua, surda, com períodos de exacerbação e sensação de choques. Sendo uma dor refratária aos analgésicos leva o paciente ao desespero. Os pacientes podem se tornar dependentes dos narcóticos, mais pela ação tranqüilizante e não pela ação analgésica. A dor é acompanhada de contraturas espasmódicas dos músculos inervados pelos segmentos medulares situados abaixo da injúria. O tratamento mais eficaz para esse tipo de dor é o cirúrgico, através da coagulação da substância gelatinosa de Rolando.

Nevralgia do trigêmeo — dor de difícil controle, afeta geralmente um lado da face, nas regiões frontal, maxilar e mandibular, sendo mais freqüente em idosos. A dor é muito intensa e é do tipo choque. A dor é desencadeada pela mastigação, escovação de dentes, ao lavar o rosto, ingerir líquidos, temperatura fria ou quente, ficar exposto ao vento frio ou quente, ao falar. Os paroxismos da dor podem durar dias ou semanas, com período de remissão entre as crises.

Entre as causas, ainda mal definidas, estão a central e a periférica. Na periférica pode haver compressão do nervo trigêmeo e a infecção do gânglio de Gasser por Herpes simples.

À medida que a doença progride, os períodos de remissão sem dor diminuem. Os tratamentos mais indicados são os medicamentos e bloqueio do nervo através de procedimentos neurocirúrgicos.

A Acupuntura também auxilia no tratamento e para tal deve ser experimentada, tratando os Canais Tendinomusculares do Estômago.

Dor da avulsão de plexo braquial ou lombar — é a dor causada pelo "arrancamento ou estiramento" das raízes dos nervos periféricos, justamente ao nível de sua implantação na medula nervosa. A avulsão do plexo lombo-sacra é mais rara. O arrancamento dos plexos braquial está associado à amputação traumática dos membros superiores.

Fibromialgia — é uma síndrome dolorosa, crônica, complexa e generalizada que afeta os músculos, tendões e ligamentos. Diferentemente de artrose e artrite não atinge as articulações e não causa inflamação. Os exames complementares, na maioria são negativos e o diagnóstico é baseado mais nos achados clínicos. Em casos de dor generalizada o importante é, antes de tudo, investigar todas as possíveis causas, com exames complementares e também investigar e descartar uma possível neoplasia.

A insônia, a fadiga crônica, rigidez muscular, cefaléia, alterações digestivas e urinárias, sensibilidade à mudança climática podem acompanhar o sintoma principal que é a dor no corpo todo.

A fibromialgia é mais freqüente em mulheres, na proporção de três mulheres para cada homem e costuma iniciar em torno de 30 anos de idade.

FILSHIE (2002) recomenda o tratamento da fibromialgia com os seguintes acupontos: IG-11 (Quchi), IG-4 (Hegu), E-36 (Zusanli), BP-6 (Sanyinjiao) e R-3 (Taichi).

Dor do infarto do miocárdio — é uma dor precordial ou retroesternal muito intensa resultante da morte de parte do músculo estriado cardíaco comum. A dor pode irradiar-se para o ombro, braço esquerdo, mandíbula e também para a parte superior do abdômen.

O paciente, na maioria das vezes, apresenta-se ansioso, com intensa sudorese, mãos e pés frios, dispnéia, etc. Para controlar a dor muito intensa são fundamentais a utilização de analgésicos da família dos opiáceos.

Se a dor do infarto do miocárdio responde bem aos analgésicos da família dos opiáceos, a Acupuntura teoricamente seria de grande utilidade, pelo menos para auxiliar no tratamento da angina pectoris e da dor do infarto do miocárdio, nos centros de tratamento intensivo ou nos centros de atendimentos cardiológicos.

YANG (1987), citado por FILSHIE et al. (2002) revisou a literatura chinesa sobre o valor da Acupuntura no infarto do miocárdio e constatou que a Acupuntura pode melhorar a função cardíaca, aliviar alguns sintomas como dor, dispnéia, as palpitações, bem como, reduzir as arritmias e a morte súbita. Os acupontos mais comumente empregados nos registros chineses foram PC-6 (Neiguan), B-14 (Jueyinshu), B-15 (Xinshu), VC-17 (Shanzhong), acupontos extra Jiaji nos níveis de T_4 e T_5, além de, com menos freqüência, os acupontos PC-4 (Ximen), E-36 (Zusanli) e BP-6 (Sanyinjiao).

BENSON & MCCALLIE (1979) relatam que a angina pectoris pode responder bem ao placebo, o que coloca em dúvida o efeito da Acupuntura, principalmente porque os vários estudos realizados com Acupuntura tiveram e, ainda tem, dificuldade de apresentar um grupo controle.

YIN & JIA (1991), citados por FILSHIE et al. (2002) relataram melhoras qualitativas no ECG em 70 entre 86 pacientes que sofriam de angina. Outros autores ainda citados por FILSHIE et al. (2002) relataram significativo alívio da dor e uma redução do consumo de medicamentos, melhora na pressão arterial e outras.

Fica, assim, evidente que a Acupuntura pode ser utilizada como um tratamento auxiliar ou complementar, de forma criteriosa, numa abordagem multidisciplinar, no centro de unidade cardiológica intensiva.

Caso clínico: mulher com idade aproximada de 55 anos deu entrada no Centro de Tratamento Intensivo com forte dor no peito. Enquanto realizava as preparações para conectar os eletrodos do ECC na paciente, rapidamente foi inserida uma agulha de Acupuntura no PC-6 (Neiguan) esquerdo e a dor cessou imediatamente, após obtenção de "De *Qi*". A paciente permaneceu totalmente sem dor durante 15 a 20 minutos, mas para medida de segurança foram aplicados analgésicos da família dos opiáceos. Não foi constatada anormalidade no coração e a paciente recebeu alta no dia seguinte.

Dor em pacientes HIV-positivos — as síndromes dolorosas são pouco relatadas na população HIV-positiva, pelo fato da atenção clínica estar concentrada no tratamento das complicações fatais dos pacientes infectados.

Se houver queixas de dor, o tratamento sintomático da dor deve ser iniciado em conjunto com o tratamento para deter as complicações das infecções.

Com o prolongamento da vida dos pacientes aidéticos, surge cada vez mais a necessidade de melhorar a qualidade de vida e, assim, nos casos de dores nesses pacientes, é importante realizar uma abordagem multidisciplinar, semelhante à utilizada para os pacientes portadores de câncer.

Dor causada por neuropatia periférica — é resultante das lesões das terminações nervosas. As causas são diversas como doenças auto-imunes (artrite reumatóide, lúpus), diabete, infecções (tuberculose, hanseníase), deficiências vitamínicas, alcoolismo, paraneoplasias e até mesmo intoxicações por excesso de medicamentos.

Acomete mais os membros superiores e menos os membros inferiores. A pele da região afetada torna-se tão sensível que um leve toque é o bastante para desencadear o processo doloroso (disestesia).

A neuropatia periférica pode ser classificada em hiperestésica, parestésica e disestésica, conforme aumento, diminuição ou alteração da percepção da sensibilidade.

A hiperestesia é o aumento da sensibilidade ao estímulo doloroso; a parestesia, contrariamente, é a diminuição da sensibilidade ao estímulo doloroso; enquanto a disestesia é a mudança na interpretação do estímulo doloroso, como por exemplo, um leve toque (tato) desencadeia a dor.

Dor causada por queimadura — a exposição da superfície corporal ao calor (fogo, eletricidade, sol, substâncias cáusticas, etc.) afeta as terminações nervosas (receptores de calor) e produz intensa sensação de queimação. As temperaturas acima de 50°C provocam lesões dos tecidos e dependendo do tempo de exposição e intensidade do calor, as lesões causadas por queimadura podem ser de primeiro, segundo e terceiro graus, respectivamente.

Dependendo da extensão da superfície corporal é classificada em grave e até mesmo com o risco de vida.

Todas as queimaduras são extremamente dolorosas e são acompanhadas de um halo de hipersensibilidade. Nas queimaduras é essencial reduzir imediatamente o calor nos tecidos queimados, para evitar danos maiores.

De todas as complicações que acompanham a queimadura, o alívio da dor é mais urgente e os derivados de morfina são os mais indicados.

A Acupuntura é bastante eficaz e o acuponto B-66 (Tonggu) que é o acuponto água do Canal Principal da Bexiga, reduz o calor e alivia a dor.

Na queimadura após aliviar a dor torna-se fácil a realização de curativos, aplicação de medicamentos, fisioterapia e mobilização do paciente, além de acelerar o processo de cicatrização.

Baseados na teoria de que lesões provocadas por queimadura acumulavam íons potássicos (K^+), sódio (Na^+), cálcio (Ca^{++}), em conseqüência da destruição da membrana celular e que esse acúmulo era responsável pela dor e demora na cicatrização da ferida, o Dr. Manaka desenvolveu uma técnica bastante simples para o alívio da dor e acelerar o processo de cicatrização das feridas causadas por queimadura. Para tal finalidade desenvolveu um fio de via única contendo um dispositivo eletrônico conhecido como Diodo. O Dr. Manaka cobriu a área da queimadura com papel laminado (de alumínio ou zinco) esterilizado e colocou uma agulha num acuponto distante da área de queimadura, conectou o fio contendo diodo no papel laminado e na agulha inserida num acuponto distante e conseguiu um grande alívio da dor, além de acelerar o processo de cicatrização.

Caso clínico: criança, aproximadamente quatro anos de idade, sofreu queimadura no tórax com leite fervente e deu entrada no pronto-socorro do hospital com intensa dor, em gritos. Após inserir uma agulha no acuponto B-66 (Tonggu), acuponto água, a dor cessou imediatamente e a criança parou de chorar. A cicatrização também foi rápida e sem seqüelas.

MARINHO JR. *et al.* (1995) numa pesquisa básica de Acupuntura em camundongos aplicaram pequenas agulhas de retenção nos acupontos E-36 (Zusanli) e VB-30 (Huantiao), localizados nos membros posteriores. As respostas à estimulação nociceptiva foram avaliadas pelo método de placa quente (hot plate) de WOOLF & MCDONALD (1944), cuja placa era aquecida a 55 ± 0,5°C e reflexo de flexão da cauda (tailflack) (JANSSEN *et al.*, 1963; GROTTO & SULMAN, 1967). Os resultados foram surpreendentes pois, na placa quente, a Acupuntura aumentou a latência para o aparecimento da resposta antinociceptiva em até 134% em relação à latência pré-Acupuntura (6,35 ± 0,38 s). A Acupuntura também aumentou a latência do reflexo de flexão da cauda em até 211% em relação à latência pré-Acupuntura (1,89 ± 0,60 s). Com isso pode-se concluir que a Acupuntura diminui a sensibilidade dos camundongos à estimulação nociceptiva provocada pelo calor.

OUTRAS SÍNDROMES DOLOROSAS

Dor pós-operatória — o ato cirúrgico, dependendo do local do corpo e do tipo de cirurgia, inevitavelmente representa maior ou menor agressão às terminações nervosas que são responsáveis pela condução do estímulo doloroso.

Se uma dor aguda pós-operatória tem indicação de usar derivado de morfina, a eletroacupuntura (eletroestimulação) poderia ser utilizada como uma opção em baixa freqüência (2 Hz), pois libera betaendorfina e encefalina.

A Acupuntura pode ser utilizada para o controle geral da dor com os seguintes acupontos: IG-4 (Hegu), E-44 (Neiting) e B-60 (Kunlun).

Caso clínico — paciente grávida, gesta 1, ao se internar no Hospital-Maternidade para realizar o parto, informou que era muito sensível (alérgica) à maioria dos analgésicos comuns e solicitou por escrito que não queria fazer uso desses medicamentos. Após realizado o parto, auxiliado com a episiotomia, sentia muita dor e uma simples inserção de agulha de Acupuntura no acuponto BP-6 (Sanyinjiao) foi suficiente para o alívio da dor.

Cólica nefrética (cólica renal) — é provocada pela obstrução intrínseca do sistema pielocalicial. As principais causas são os cálculos (mais comuns), coágulos sangüíneos, fragmentos de papila renal (papilite necrotizante), fragmentos de tumor. A dor afeta o lado direito ou esquerdo, irradia-se para lombar, flanco, testículo ou grande lábio, e face medial da coxa. A dor tem intensidade variável, às vezes cruciante, em cólica, com períodos de exacerbação e acalmia. Não tem relação com os movimentos de flexão, extensão e lateralidade da coluna vertebral e pode estar acompanhado de distúrbios de micção[6], sintomas esses que podem servir de diagnóstico diferencial com a dor lombar de origem músculo-esquelética.

A Acupuntura é eficaz para o alívio de cólica renal causada por urolitíase quando os cálculos apresentam dimensões menores que 0,7 mm de diâmetro, dimensões que são compatíveis com a possibilidade de serem expelidos pelos canais ureterais e uretra. O importante é, além de seguir a recomendação da urologia (ingestão de grande quantidade de água, uso de medicamentos antiespamódicos, etc.), realizar algumas sessões de Acupuntura.

Os acupontos recomendados são: B-22 (Sanjiaoshu), B-28 (Pangguangshu), BP-9 (Yinlingquan), VC-6 (Qihai), VC-3 (Zhongji), B-63 (Jinmen), B-39 (Weiyang) e R-2 (Rangu).

A Acupuntura também pode ser recomendada após a litrotripsia, a fim de auxiliar na eliminação de fragmentos menores de cálculos.

Um estudo randomizado prospectivo com grupo controle foi realizado para comparar os efeitos da Acupuntura com o efeito de "Avafortan" (camilofina, um antiespasmódico e noramidopirina, um antiinflamatório) intramuscular na cólica renal com confirmação radiológica dos cálculos (LEE et al., 1992, citado por FILSHIE, 2002). Os resultados finais revelaram que a Acupuntura foi tão eficaz para o alívio da cólica renal quanto o medicamento, porém o início da analgesia que a Acupuntura propiciou, foi significativamente mais rápido, além de não ter oferecido efeito colateral. Nenhum dos tratamentos proporcionou a eliminação do cálculo no período de duas horas que durou o estudo.

A Acupuntura foi usada com sucesso para a dor intensa da síndrome dolorosa pós-nefrectomia, mas como foi utilizada em associação com o anestésico local fica a dúvida de quanto foi a sua eficácia (DEWAR & EL RAKSHY, 1993).

Caso clínico: homem com 56 anos de idade foi submetido a transplante renal e aproximadamente oito meses após apresentou uma síndrome do ombro doloroso, com dor intensa, o que o impedia de dormir por várias noites. A radiografia não revelou alterações nas partes ósseas e a nefrologia desaconselhou o uso da maioria de analgésicos e antiinflamatórios. Como o exame clínico sugeria comprometimento do tendão, principalmente o tendão do músculo supra-espinhoso, foram utilizados os seguintes acupontos: *Ashi* ou "Trigger point" ou "ponto-gatilho" do músculo supra-espinhoso (TRAVELL & SIMONS, 1983), B-62 (Shenmai) e ID-3 (Houxi) pontos do vaso maravilhoso Yang wei mai e Du mai, IG-10 (Shousanli), Jianeling (Extra), IG-15 (Jiangu) e TA-14 (Jianliao), que são acupontos que podem ser utilizados para periartrite escápulo-umeral. Com uma sessão o paciente sentiu grande alívio e já podia dormir tranqüilamente sem dor. Foram realizados mais quatro a cinco sessões, uma por semana e após as quais recebeu alta.

Cólica biliar - é uma síndrome dolorosa paroxística resultante de afecções hepatobiliares como litíase biliar e colecistite.

Mais comum em mulheres e antes de surgir as crises dolorosas paroxísticas podem preceder certos sinais e sintomas prodrômicos como sialorréia, náusea e certa sensibilidade na região epigástrica. A dor é intensa, aguda, profunda e partindo do hipocôndrio direito, irradia-se para o ombro direito, causando dor supradeltoideana, para epigástrio, para o dorso, nas apófises espinhosas de oitava, nona, 10ª e 11ª vértebras dorsais, para o lado direito do pescoço (ponto frênico direito), ponto colédoco-pancreático, ponto ápice da escápula, ponto da 11ª costela.

A dor pode se manifestar e repetir em certas horas da noite (entre 23:00 e 01:00 hora da manhã). Na Medicina Tradicional Chinesa a circulação de energia no Canal Principal de Energia da Vesícula Biliar é máxima à meia-noite. No ritmo circadiano de circulação de energia nos Canais Principais, a energia nutritiva (Rong) da Vesícula Biliar circula em máxima intensidade entre 23:00 e 01:00 hora.

Caso clínico: mulher, aproximadamente 35 anos de idade apresentava fortes dores na apófise espinhosa da nona vértebra dorsal. A dor de forte intensidade surgia principalmente por volta de meia-noite (23:00 a 02:00 horas). Foi suspeitada de espondiloartrose, mas a radiografia não mostrou nenhuma alteração. A inserção de agulhas de Acupuntura nos pontos dolorosos (Ashi) e também nos acupontos B-17 (Geshu), B-18 (Ganshu) e B-19 (Danshu) aliviava a dor, porém havia recidivas. Certa vez a crise álgica paroxística apareceu no hipocôndrio direito e a paciente foi submetida ao exame através de ultra-sonografia e foi constatada a presença de litíases biliares. Após a colecistectomia a paciente nunca mais sentiu dores nas costas.

A Acupuntura pode aliviar a cólica biliar causada por colelitíase enquanto o paciente aguarda o momento para realizar a colecistectomia*, mas isso não é muito recomendável porque em alguns casos pode aliviar totalmente a dor e, o paciente assintomático e desavisado pode desistir da colecistectomia.

Deve-se ter cuidado com cálculos menores, pois oferecem maior risco de se locomover e obstruir o colédoco e desenvolver pancreatite.

Dores articulares — são as que afetam as articulações sinoviais e causam também rigidez do sistema músculo-esquelético relacionado com a articulação comprometida. Dependendo da intensidade da dor e da articulação afetada e também o número de articulações comprometidas, provocam incapacidade física em realizar trabalhos.

Dentre as dores articulares, as mais comuns são a **artrite reumatóide** e as **osteoartroses**.

A **artrite reumatóide** é uma doença auto-imune, inflamatória, caracterizada por poliartrite crônica, simétrica, erosiva e, geralmente progressiva. É mais freqüente em mulheres e sua incidência aumenta com a idade. O início é insidioso e pode afetar qualquer articulação, como as dos dedos, pulsos, tornozelos, joelhos, coluna cervical. As articulações tornam-se enrijecidas, principalmente pela manhã (rigidez matinal), edemaciadas e doloridas aos movimentos. Com a evolução do processo inflamatório começa a aparecer deformidades típicas e aumenta a incapacidade física.

---

* Certa vez resolvi tratar uma paciente portadora de colelitíase em crise aguda com Acupuntura utilizando os acupontos F-3 (Taichong), VB-40 (Qiuxu), B-18 (Ganshu) e B-19 (Danshu), e a paciente ficou assintomática e resolveu desistir da cirurgia (colecistectomia). Após um ano e seis meses, teve nova crise dolorosa paroxística, com rompimento da parede da Vesícula Biliar e como conseqüência coleperitonite e teve que ser submetida à cirurgia com urgência.

A **osteoartrose** ou **osteoartrite** é uma moléstia crônica, mecânica, que afeta as articulações sinoviais, principalmente as submetidas a carga. Caracteriza-se basicamente por alterações degenerativas da cartilagem articular e como conseqüência ou resposta, surge uma reação óssea hipertrófica secundária.

Afeta mais as mulheres, no período de menopausa e os homens após os 60 anos, em todas as raças.

Está associada à predisposição genética, traumatismos múltiplos repetitivos e ao processo de envelhecimento.

Com a destruição de cartilagem articular e crescimento ósseo secundário (osteofitos) a articulação perde a congruência da superfície articular, levando à instabilidade articular. Como conseqüência surge alterações nos ligamentos de suporte articular, bem como o descontrole do sistema músculo-esquelético responsável pelos movimentos articulares.

A osteoartrose pode ser classificada em primária (idiopática) ou secundária, quando estiver associada a outras doenças como trauma, doenças do colágeno (artrite reumatóide), metabólicas ou endócrinas (*Diabete mellitus*, acromegalia, hiperparatireoidismo, hemocromatose, etc.), doenças por deposição de cristais (condrocalcinose, hidroxiapatita).

A melhor prática médica para o tratamento da artrite reumatóide deve ser direcionada para a terapia medicamentosa supressiva e com o enfoque multidisciplinar para a prevenção da deformidade articular e de fraqueza muscular (CAMP, 1992).

No enfoque multidisciplinar a Fisioterapia é fundamental em toda a fase da doença com a finalidade de controlar a instabilidade e o desalinhamento. A Acupuntura também é útil, não só para aliviar as dores, mas quando associada aos tratamentos medicamentosos, proporciona um bem-estar geral.

Para os casos mais avançados da doença, a Terapia Ocupacional, com os seus instrumentos especialmente adaptados a cada paciente, pode proporcionar uma melhor qualidade de vida.

Já a osteoartrose é uma condição que pode responder magnificamente à Acupuntura. A Acupuntura oferece bons resultados no controle de sintomas e o êxito pode ser imediato se o tratamento for realizado no início da doença. Obviamente deve ser feito o controle da redução de peso ponderal, exercícios físicos, de preferência dentro da piscina, relaxamento, alongamento, etc., para alcançar os melhores resultados.

As técnicas de Acupuntura de uso específico na osteoartrite são, segundo CAMP (1992, 1995):

- inserção periostal de agulhas nos osteófitos;
- inserção superficial das agulhas na cápsula da articulação;
- inserção superficial das agulhas sobre os músculos doloridos;
- inserção de agulhas no acuponto IG-4 (Hegu) e ponto auricular Shenmen para dor e distúrbio do sono;
- estimulação das terminações dos tendões;
- eletroacupuntura (eletroestimulação) para ataques agudos quando a articulação fica "travada".

Dor pélvica — afeta principalmente mulheres jovens, no período pré-menopausa, e também pode afetar os homens.

Pode ter causa ginecológica e não ginecológica. As causas ginecológicas podem estar ligadas ao final da gestação, cólica menstrual, etc. As outras causas podem ser espasmo da musculatura do assoalho pélvico, doenças inflamatórias crônicas, câncer, diverticulite, cistite intersticial crônica, além de desequilíbrios emocionais secundários.

É importante investigar as causas e determinar com precisão o diagnóstico do problema para poder tratar corretamente.

TRAN (2004) recomenda o tratamento de dor pélvica causada por dismenorréia utilizando os acupontos de abertura do Chong mai BP-4 (Gongsun) e o seu acoplado CS-6 (Neiguan). Deve-se acrescentar os acupontos R-11 (Henggu), R-12 (Dahe), R-13 (Qixue), R-14 (Siman) e R-15 (Zhongzhu).

Caso clínico: mulher com aproximadamente 35 anos de idade, secretária executiva, sofria de períodos menstruais dolorosos que a impedia de sair de casa para o trabalho. Após a aplicação de agulha nos acupontos BP-4 (Gongsun), CS-6 (Neiguan) e os acupontos R-11 (Henggu), R-12 (Dahe), R-13 (Qixue), R-14 (Siman) e R-15 (Zhongzhu), a paciente não sentiu mais dores nos períodos menstruais. Foi realizado um total de cinco sessões, sendo uma a cada mês, cinco a sete dias antes do aparecimento da menstruação.

KNORNING *et al.* (2004) fizeram um estudo em 72 mulheres gestantes com dor pélvica e lombar, durante o último trimestre de gestação (entre a 24ª e 37ª semanas de gestação). As gestantes foram randomizadas em dois grupos: Acupuntura (n = 37) e controle (n = 35) em três enfermidades de maternidade no sul da Suécia. Nas pacientes do grupo Acupuntura, de acordo com os padrões de dores individuais, foram escolhidos pontos tradicionais de Acupuntura e pontos locais de dor em cada paciente, e esses foram estimulados uma ou duas vezes por semana, até o parto ou recuperação completa. Pacientes controles não receberam nenhum tipo de estimulação. Durante o estudo, cada paciente fez uma avaliação semanal de intensidade da dor através de escala análoga visual (EAV) de intensidade máxima e mínima, bem como, avaliações da influência de dor durante várias atividades - dormir, levantar, sentar, andar, trabalhar -, numa escala de três pontos (sempre, intermitente, nunca). Os escores de EAV de intensidade da dor diminuíram em 60% ao longo do tempo nas pacientes do grupo de Acupuntura e em 14% naquelas do grupo controle (p < 0,01). Não houve efeito adverso da Acupuntura nas gestantes e nem em seus bebês.

Nota: em mulheres que sofrem de cólica menstrual freqüente, dor pélvica, é importante focar a atenção para endometriose.

Dor nas Costas Sob a Visão da Medicina Ocidental
4

A dor nas costas (dorsalgia) pode ser devido a um grande número de causas. A dor lombar é a mais freqüente e é causada geralmente pela incompetência das estruturas ósseas e dos tecidos moles.

Acredita-se que a dor seja iniciada ou induzida por um trauma mecânico. É muito difícil identificar a causa da dor lombar em muitos pacientes, porque mesmo a dor crônica ou recorrente, nem sempre está associada à evidência radiográfica das alterações ou lesões ósseas. Por outro lado, embora as alterações degenerativas ou osteoporóticas estejam presentes, nem sempre se correlacionam com a dor.

Na verdade, muitas pessoas com artrite e osteoporose são assintomáticas.

Embora haja dificuldade em identificar a causa da dor lombar, a história clínica do paciente e o exame físico, quando bem feito fornecem dados importantes para o diagnóstico, evitando assim, a solicitação de inúmeros exames complementares, muitas vezes, de alto custo.

A história clínica ou interrogatório para ser completa, deve incluir a idade do paciente, a profissão, o início dos sintomas álgicos, os eventuais traumatismos, torção lombar, levantamento de peso, queda, vícios de postura, as características da dor, os fatores capazes de agravar ou aliviar a dor, etc.

No interrogatório pode-se realizar o diagnóstico diferencial entre uma dor nas costas (dor lombar) de origem neurogênica e não neurogênica. Na dor lombar neurogênica há irritação de uma raiz sensitiva com deficiência sensorial e motora, enquanto na não neurogênica há lesão de tecidos como corpo vertebral, articulação facetária, músculos paravertebrais e ligamentos que sustentam a coluna vertebral, sem comprometer a raiz sensitiva. Na lombalgia neurogênica a tosse e espirros aumentam a dor, enquanto na não neurogênica a tosse e os espirros não agem sobre a dor.

A inspeção da região dolorosa é muito importante para verificar se há alguma mudança na coloração da pele ou presença de alguns sinais visíveis.

Colocando-se o paciente em posição ortostática e depois em flexão e extensão poderá observar se o paciente é portador de escoliose, lordose ou cifose, bem como se é portador de retificação da coluna vertebral cervical ou lombar.

Na inspeção pode-se, ainda, diferenciar os três tipos de atitude ou posição antálgica, relacionada à dor lombar, principalmente se for causada por protusão ou hérnia discal.

- Uma atitude antálgica em que o paciente permanece em flexão da coluna lombar é típica de protrusão ou hérnia discal mediana (Fig. 8).

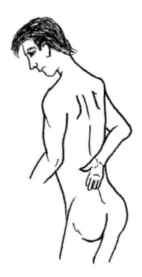

Figura 8

- Uma atitude antálgica cruzada, isto é, com flexão lateral para o lado oposto à dor é típica de protrusão ou hérnia discal externa (Fig. 9).

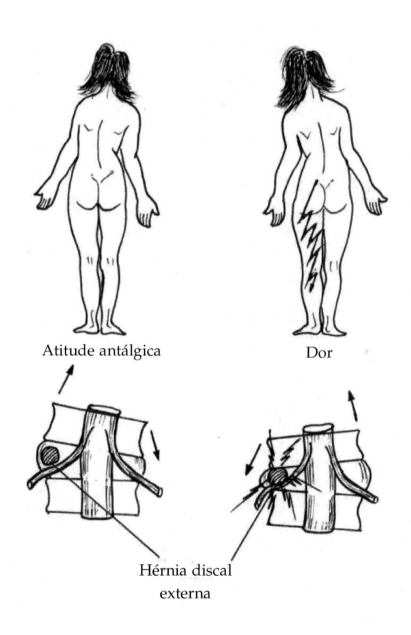

Figura 9

- Uma atitude antálgica com flexão lateral para o lado da dor é típica de protrusão ou hérnia discal interna (Fig. 10).

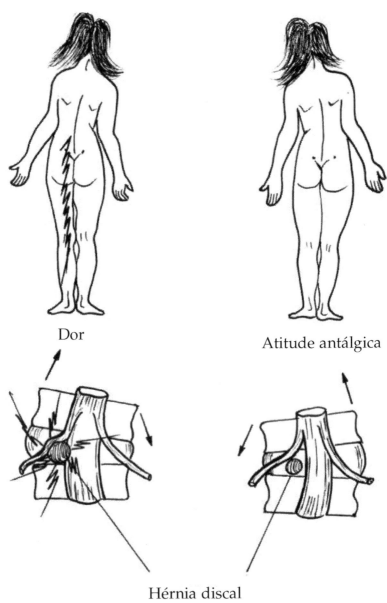

Dor   Atitude antálgica

Hérnia discal interna

Figura 10

Como a inervação da coluna é difusa e entrelaçada, torna-se difícil identificar o local exato da lesão, baseando-se somente na descrição da dor pelo paciente.

A palpação tem como objetivo localizar melhor a dor. A dor pode estar localizada entre os processos espinhosos ou nos processos articulares das vértebras lombares ou nos músculos paravertebrais.

A dor relacionada à irritação das raízes nervosas é muitas vezes projetada ou irradiada para a periferia ou em direção aos membros superiores ou inferiores, conforme o nível do segmento anatômico da coluna vertebral comprometido. Por isso recomenda-se palpar toda a extensão da inervação e suas ramificações. Deve-se ficar atento, também, para a presença de nódulos, tumorações, contratura muscular, etc.

Um desnível entre os dois processos espinhosos consecutivos, perceptível pela palpação, pode traduzir numa possível espondilolistese*.

A palpação também permite colocar em evidência os espasmos musculares que se apresentam sob a forma de cordões sensíveis como "pontos-gatilho" miofasciais. Esses espasmos musculares reativos freqüentemente protegem a coluna lesada de outros danos agudos. Esse movimento de proteção pode mascarar a real causa da dor.

Um espasmo dos músculos paravertebrais acompanhado de uma inversão da curvatura fisiológica da coluna vertebral é sinal de lesão discal.

A percussão da região lombar ou dos flancos com o "punho cerrado" permite avaliar a dor lombar causada por afecção renal**.

Recomenda-se, também, pesquisar a mobilidade da coluna vertebral lombar o que permite identificar certas afecções, como por exemplo, espondilite anquilosante que enrijece toda a extensão da coluna vertebral.

---

* Na espondilolistese evitar decúbito ventral.
** Na afecção renal pesquisar outros sinais e sintomas, como disúria, hematúria, etc.

Nos testes de mobilidade deve-se levar em consideração os seguintes movimentos:
- flexão;
- extensão;
- lateroflexão para direita e esquerda;
- rotação para direita e esquerda.

Exame Ortopédico Periférico

O exame ortopédico baseia-se nas manobras que provocam o estiramento da medula espinhal e suas raízes nervosas e aumentam a pressão do líquido cefalorraquidiano (LCR):

Teste de Lasègue

Com o paciente em decúbito dorsal elevar o membro inferior com o joelho estirado. Essa manobra coloca em tensão as raízes L_5 ou S_1. A amplitude normal está entre 90 e 100°. Quanto menor a amplitude dessa manobra pior é o prognóstico (Fig. 11).

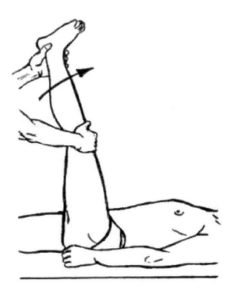

Figura 11 - Teste de Lasègue.

As causas das dores nesse teste são inúmeras, desde hérnia discal, contratura dos músculos isquiotibiais, fixações vertebrais ou pélvicas.

Teste de Kernig

Com o paciente em decúbito dorsal com as duas mãos colocadas atrás da cabeça, o médico suspende a cabeça em flexão cervical. Se o paciente sentir uma dor lombar muito intensa pode suspeitar de radiculopatias (Fig. 12).

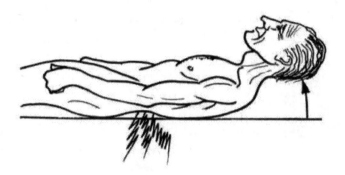

Figura 12 - Teste de Kernig.

Teste de Neri

Com o paciente em posição ortostática pedir para que ele realize uma flexão. Se o paciente sentir muita dor lombar e flexionar o joelho do lado afetado, o teste é positivo e traduz uma irritação da raiz nervosa (Fig. 13).

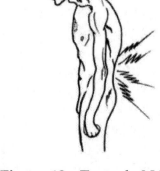

Figura 13 - Teste de Néri.

Teste de Naffziger

É o teste de compressão da veia jugular e aumento da pressão intra-abdominal.

Com o paciente em decúbito dorsal, comprimir as veias jugulares direita e esquerda ao nível do pescoço, até que o paciente comece a enrubescer e, em seguida, pedir ao paciente para tossir, afim de provocar o aumento da pressão intra-abdominal. Se a tosse despertar uma dor forte na região lombar, pode-se suspeitar de uma radiculopatia compressiva.

É bom lembrar que existem essencialmente quatro elementos que podem ser a fonte de dor na coluna vertebral, principalmente ao nível da região lombar:

- o disco intervertebral;
- as facetas articulares;
- o ligamento interespinhoso e sacro-ilíaco anterior;
- os músculos paravertebrais.

Em relação a estes quatro elementos que funcionam como fonte de dor na coluna vertebral existem divergências entre os autores. Enquanto um grupo valoriza mais a lesão do disco intervertebral como principal fonte de dor lombar (85%), outro grupo responsabiliza os músculos paravertebrais como principais elementos causadores de dor nas costas. Este último grupo considera que a dor nas costas é devido a causa mecânica e é predominantemente muscular em sua origem e emana de "pontos-gatilho" miofascial ativados primariamente ou secundariamente.

Segundo MOONEY et al. (1997) o disco intervertebral é provavelmente o maior responsável pela dor lombar (85%). Na discopatia inicialmente ocorre a ruptura do anel fibrocartilaginoso interno e gradativamente o núcleo pulposo vai exercendo a pressão sobre o anel fibrocartilaginoso externo (protrusão) e quando ocorre o rompimento do anel externo surge a herniação. Aparece em seguida, um infiltrado de células inflamatórias e alteração do pH local que estimula os nociceptores formados pela inervação sinovertebral. Considera-se que o pH do disco herniado doloroso é ácido, enquanto o de disco degenerado e indolor é levemente alcalino.

As articulações das facetas são provavelmente a segunda causa primária de dor lombar crônica. Quando a cartilagem articular das facetas degenera, a sinóvia inflama, a cápsula articular sofre edema e como conseqüência surge a dor. O tecido ósseo subjacente à cartilagem reage com formação de osteófitos, causando a diminuição do forame intervertebral (estenose) que comprime as raízes nervosas. Essa alteração é mais comum entre 60-70 anos de idade. Se concomitantemente a esse processo houver um prolapso ou herniação de disco intervertebral ou, ainda, espondilolistese surge uma dor muito intensa que irradia para os membros seguindo o trajeto da distribuição dos nervos. A dor tem característica de queimação, em pontada ou sensação de choque elétrico da verdadeira dor ciática quando o processo ocorre na coluna lombar (mais freqüente entre L_4-L_5 e L_5-S_1). Nesse caso o exame físico revela deficiência sensorial e motora. É preciso realizar uma avaliação neurológica urgente com análises eletromiográficas, tomografia axial computadorizada (TAC) ou exame pela imagem por ressonância nuclear magnética (IRM) para confirmar o diagnóstico e ajudar a decidir se há ou não necessidade de realizar tratamento cirúrgico.

Ao mesmo tempo, enquanto aguarda os resultados da avaliação neurológica pode-se realizar um tratamento com terapias conservadoras para tentar minimizar a dor.

A articulação sacro-ilíaca é responsável, talvez, somente por 5% de dor lombar e está freqüentemente associada com dor lombar durante o estágio final de gravidez. Essa dor é mais freqüentemente relacionada com a incompetência dos ligamentos sacro-ilíacos anteriores e pode ser simulada pelos exames que submetem a região à compressão.

Os sintomas são dor nas nádegas e a dor referida que irradia para os membros inferiores (seguindo a inervação da articulação de L_2-S_4). A imagem radiográfica não mostra alteração.

Dor Lombar Crônica de Causa Não Mecânica

BALDRY (1993), citado por FILSHIE (2002), pertence ao grupo que defende que a maioria das dores lombares estão relacionadas com a síndrome dolorosa miofascial e classifica a dor lombar crônica em causa não mecânica e mecânica. Chama atenção para ter um cuidado muito especial com a dor lombar crônica de causa não mecânica. Quando a dor lombar é persistente com evolução insidiosa, sem relação com a atividade física, como é o caso de dor que continua intensa durante o descanso noturno da mesma forma que se apresenta durante o dia, são obrigatórias as investigações que incluem radiografias da coluna vertebral, imagens por ressonância nuclear magnética ou tomografia axial computadorizada para exclusão de neoplasias, transtornos metabólicos e infecciosos.

DOR LOMBAR CRÔNICA DE CAUSA MECÂNICA

É mais freqüente, pois agrava com os movimentos e melhora com o repouso. O VHS (velocidade de hemossedimentação) é normal e a imagem radiográfica acima dos 40 anos pode apresentar espondilose.

A espondilose é uma desordem em que inicialmente ocorrem alterações degenerativas nos anéis fibrocartilaginosos dos discos intervertebrais em grau variável e posteriormente seguidos de alterações das articulações facetárias.

Durante muito tempo, admitiu-se, equivocadamente, que as alterações visíveis radiograficamente fossem a principal causa de dor lombar de origem mecânica, mas atualmente esse conceito está mudando. As razões que contestam essa hipótese é a seguinte: não existe relação linear da dor lombar com o avançar da idade, isto é, a dor não se torna progressivamente mais acentuada com a idade, apesar da evolução do processo degenerativo dos componentes da coluna vertebral (URBAN & MAROUDAS, 1980, citados por FILSHIE & WHITE, 2002). Por outro lado as alterações degenerativas da coluna lombar estão presentes também em indivíduos que nunca sentiram dor lombar. Os estudos demonstraram que não existem ligação quantitativa entre dor lombar e espondilose lombar, de modo que a pessoa que apresenta leves alterações mostradas nas imagens radiográficas pode sentir dor intensa e, contrariamente, pessoas portadoras de alterações degenerativas avançadas não têm história pregressa de dor lombar.

Apenas numa minoria dos casos de lombalgia crônica de causa mecânica aparecem o pinçamento de raízes nervosas (origem neurogênica) com deficiência sensorial e motora como ocorre na espondilolistese, estenose do canal medular e estenose do forâmen intervertebral.

Na espondilolistese degenerativa, mais comum em mulheres, ocorre o deslocamento de uma vértebra sobre a outra subjacente, mais freqüente o deslizamento da quarta vértebra lombar (L_4) sobre a quinta vértebra lombar (L_5). Provavelmente esse deslizamento está relacionado com a anatomia pélvica da mulher que é mais larga do que a do homem, a qual aumenta o empuxo sobre o disco durante o caminhar. A instabilidade dos ligamentos que sustentam as vértebras, tem como processos degenerativos da articulação facetária associado ao esforço físico em arrastar um peso contribui muito para o aparecimento da espondilolistese. Esse processo degenerativo provoca dor lombar com irradiação para os membros inferiores na distribuição da raiz do nervo e o exame físico revela uma deficiência sensorial e motora. A sensibilidade nos membros inferiores pode ser bilateral, às vezes "formigamento", fraqueza nas pernas ao andar (NELSON, 1987).

As alterações degenerativas acrescentam um esforço adicional nas estruturas de suporte da coluna (articulações das facetas, ligamentos e cápsulas articulares), induzindo a inúmeras anormalidades como: edema sinovial e capsular, degeneração da cartilagem da faceta articular, diminuição do espaço articular, esclerose do osso circunjacente e formação de espícula óssea que resulta no estreitamento do forame intervertebral e conseqüentemente compressão das raízes nervosas e agravadas pela herniação discal.

As pessoas nas quais os foramens intervertebrais são naturalmente menores, são as mais susceptíveis à compressão da raiz nervosa, causada por estenose ou herniação discal.

A maioria da dor lombar crônica de causa mecânica não tem origem direta na coluna vertebral, mas sim, na ativação e sensibilização traumática de neurônios nociceptivos de "pontos-gatilho" localizados nos músculos paravertebrais.

A dor lombar crônica que evolui como resultado de ativação primária dos "pontos-gatilho" miofasciais, pode apresentar uma resposta relativamente rápida ao tratamento com Acupuntura, embora esse tratamento amiúde propicie apenas um alívio imediato sintomático de curta duração, sendo necessário realizar várias sessões com intervalos regulares por um período bem longo (BALDRY, citado por FILSHIE & WHITE, 2002).

Na dor lombar de causa mecânica com pinçamento de raízes nervosas (origem neurogênica), como ocorre na espondilolistese, estenose do canal medular e do forame intervertebral, pode ocorrer a ativação secundária dos "pontos-gatilho" miofasciais, e certo grau de alívio sintomático pode ser obtido como resultado de desativação desses "pontos-gatilho" com a inserção de agulhas de Acupuntura (agulhamento seco).

Nesses casos é necessário que se façam investigações como análises eletromiográficas, tomografia axial computadorizada, imagens pela ressonância nuclear magnética, para confirmar o diagnóstico e ajudar a decidir se há ou não a indicação de alguma forma de intervenção cirúrgica.

DOR LOMBAR AGUDA DE CAUSA MECÂNICA

Já a dor lombar aguda de causa mecânica é essencialmente de natureza nociceptiva. O deslocamento posterior traumático de uma vértebra que atinge os neurônios nociceptivos do aspecto anterior da dura-máter, ou um prolapso parcial de um disco intervertebral pode estar fazendo pressão sobre os neurônios nociceptores da bainha dural que envolve as raízes nervosas nos foramens intervertebrais (WIKE, 1980, citado por BALDRY, 1993). A dor desencadeada quando os neurônios nociceptivos da dura-máter são estimulados vem associada com o aparecimento de espasmo muscular, que, por vezes, dá origem à ativação secundária dos "pontos-gatilho" miofasciais.

A desativação desses "pontos-gatilho" miofasciais por meio de inserção de agulhas de Acupuntura promove um considerável alívio dos sintomas dolorosos, independente de ativação ser primária ou secundária.

A ativação dos "pontos-gatilho" miofasciais do músculo piriforme, glúteo mínimo medial e lateral e dos músculos sensitendinoso e semimembranoso podem causar dor na face posterior da coxa através de "pontos-gatilho" satélites.

A dor ainda irradia para a face posterior e lateral da perna, levando à suposição equivocada de que a dor é devido ao pinçamento do nervo ciático, mas não existem aqui, dor com característica de queimação, dor em pontada e a sensação de choque elétrico da verdadeira dor ciática, além da ausência de deficiência neurológica, conforme citado por FILSHIE & WHITE (2002).

Dor Lombar Aguda Neurogênica do Tipo Mecânica

Essa condição é mais rara. A dor lombar aguda é de origem neurogênica e se irradia para a perna, seguindo o trajeto do nervo ciático, semelhante à dor causada por prolapso de algum disco intervertebral que esteja pressionando esse nervo (WADDEL, 1987, citado por FILSHIE & WHITE, 2002).

Em todos esses casos, há restrição da elevação da perna esticada que é acompanhada de deficiência neurológica e motora. Além disso, a dor desencadeia um considerável espasmo de musculatura lombar, com ativação dos "pontos-gatilho" miofasciais.

Resumo

Dor lombar	Crônica	De causa não mecânica (investigar neoplasia)	
		De causa mecânica	De origem neurogênica (déficit sensorial e motora) - ativação secundária dos "pontos-gatilho" miofasciais
			De origem não neurogênica (sem déficit sensorial e motora) - ativação primária dos "pontos-gatilho" miofasciais
	Aguda	De causa mecânica de origem neurogênica	
		De causa neurogênica do tipo mecânica	

Dor nas Costas Sob a Visão da Medicina Chinesa

5

A Medicina Chinesa considera a região lombar, assim como toda a coluna vertebral como dependente da energia do Rim. A lógica dessa teoria apóia-se na distribuição dos trajetos dos Canais de Energia nas costas. O Canal Principal de Energia da Bexiga origina-se no ângulo interno do olho e o seu trajeto ocupa toda a parte posterior do corpo (pescoço, dorso, lombo, sacro, membros inferiores) e termina no quinto pododáctilo. O canal *Lo* Longitudinal da Bexiga, bem como o Tendinomuscular da Bexiga também tem os seus trajetos e ramificações distribuídas nas costas.

Os Vasos Maravilhosos Du mai, Chong mai e Ren mai, além de originar-se no Rim, também têm os seus trajetos que passam pela coluna vertebral e são de grande interesse para o tratamento de dores nas costas e do Rim e Bexiga.

A deficiência de energia do Rim, a estagnação de energia e sangue no trajeto de qualquer um dos canais acima resultam, em primeiro momento, alterações-energéticas e, em seguida, funcionais. Persistindo a deficiência, surgem as alterações orgânicas, com desestruturação osteoligamentar, com processo inflamatório, dor lombar, etc.

A Acupuntura é muito mais eficaz no tratamento das alterações energéticas e funcionais, e menos eficaz quando instala as alterações orgânicas. Portanto, a Acupuntura deve ser utilizada mais preventivamente no início da doença, isto é, na fase de alterações energéticas e funcionais. As lesões orgânicas devem ser tratadas mais pela Medicina Ocidental, podendo a Acupuntura auxiliar nessa abordagem terapêutica.

Assim como na Medicina Ocidental, o interrogatório sobre a dor na Medicina Chinesa é muito importante.

Quanto à localização da dor, inicialmente peça ao paciente para apontar com o dedo indicador o local da dor e sua irradiação, se houver.

Segundo AUTEROCHE & NAVAILH (1986), os "lombos" são a moradia do Rim e uma dor lombar é encontrada geralmente na patologia renal. Pode-se encontrar também uma dor lombar ao nível do acuponto "Shu" posterior do Intestino Grosso, B-25 (Dachangshu), causada por constipação intestinal crônica. Do mesmo modo, podemos observar dorsalgia ao nível dos acupontos "Shu" posterior do Estômago e Baço, B-21 (Weishu) e B-20 (Pishu), bem como, ao nível dos acupontos "Shu" posterior do Fígado e Vesícula Biliar, B-18 (Ganshu) e B-19 (Danshu), respectivamente. Nas discinesias biliares ou cólicas biliares, igualmente podem apresentar dor nas apófises espinhosas da 8ª, 9ª, 10ª e 11ª vértebras dorsais, fazendo confundir com as patologias da coluna vertebral (veja o Capítulo 3).

A palpação é imprescindível para avaliar a temperatura corporal (calor ou frio), grau de secura ou de umidade da pele, edemas, nódulos, etc. A intensidade da dor, a profundidade da mesma, se superficial ou profunda, é de extrema importância, porque ajuda a diagnosticar as estruturas afetadas (músculos, tendões, ossos ou órgãos internos). A palpação dos acupontos e Canais de Energia, ainda oferece pistas para o diagnóstico mais acertado.

O Ling Shu (Capítulo XV) diz sobre os acupontos "Shu" posteriores relativos às cinco vísceras: quando se deseja verificar a situação do acuponto, pressiona-se com o dedo para procurar a posição na qual o paciente sente mais dor ou a posição que o paciente sente mais aliviado e, esta é a localização do acuponto "Shu".

Isso significa que quando pressiona o acuponto "Shu" posterior e, se esse for sensível, o órgão ou víscera correspondente está em plenitude (excesso) e se pressionar o acuponto "Shu" posterior e o paciente sentir aliviado, o órgão ou víscera correspondente está em vazio.

Ainda no *Ling Shu* está dito: quando se tratar por meio do acuponto "*Shu*" posterior, só é permitido a aplicação de moxabustão em sedação ou tonificação e não se deve aplicar a agulha.

A dor lombar surda e contínua de longa duração é encontrada na deficiência de *Jing* do Rim.

Uma dor lombar súbita, severa, com rigidez, pode ser em conseqüência de entorse lombar, resultando em estagnação de energia e sangue na região lombar.

A invasão dos Canais de Energia e seus colaterais pelo vento frio e umidade de origem externa, pode causar uma dor severa. Se há deficiência de Yang do Rim e do Baço, o organismo fica muito mais vulnerável ao ataque dessas energias perversas. Uma dor lombar com irradiação para ombros também pode ser em conseqüência de ataque das energias perversas.

Casos clínicos

1. Uma mulher com 43 anos sentia dor lombar, frio nos pés, cefaléia, etc. Veio realizar tratamento com sessões de Acupuntura em pleno verão e pediu para desligar o "aparelho de refrigeração de ar", porque sentia muito frio. Relatou também que estava se tratando de hipotireoidismo, com reposição de hormônios tireoidianos. Como a história clínica era compatível com a deficiência de Yang do Rim (sensibilidade extrema ao frio, hipotireoidismo, etc.), foi tratada com os seguintes acupontos: R-3 (Taixi), R-7 (Fuliu), VC-4 (Guanyuan), B-23 (Shenshu), B-52 (Zhishi) e VG-4 (Mingmen).

Após a primeira sessão, a maioria dos sintomas, inclusive a dor lombar, desapareceram.

A cervicalgia posterior, assim como a cefaléia occipital pode ser causada pelo desequilíbrio energético do Canal Principal da Bexiga, Du mai, *Lo* Longitudinal da Bexiga, Canal Tendinomuscular da Bexiga e Canal Distinto da Bexiga.

Existe uma técnica denominada Acupuntura baseada em Canais de Energia em que o diagnóstico é fundamentado nas síndromes dolorosas localizadas sobre os Canais.

2. Homem com 45 anos apresentava cervicalgia posterior ao longo do trajeto do Canal Principal da Bexiga. Foi constatado que o paciente de vez em quando sofria de cólica nefrética (presença de urolitíase constatada nos exames de imagem e ultra-sonografia). Ao tratar os acupontos indicados para cólica nefrética (umidade-calor), o paciente sentiu muito alívio no pescoço. Os acupontos utiliza-

dos para eliminar umidade-calor da Bexiga foram: B-22 (Sanjiaoshu), B-28 (Pangguanshu), B-39 (Weiyang), VC-6 (Qihai), VC-3 (Zhongji), B-63 (Jinmen) e R-2 (Rangu).

Quando a lombalgia é intermitente com alterações psíquicas ou emocionais, devemos pensar em distúrbio do Canal Distinto do Rim e Bexiga.

3. Homem com 50 anos apresentava lombociatalgia direita, intermitente, ao longo do trajeto do Canal Principal de Energia da Bexiga. A dor era intensa e o paciente apresentava alterações psíquicas e emocionais. Devido à intermitência das crises álgicas, foram escolhidos os seguintes acupontos:

- B-67 (Zhiyin) esquerdo (contralateral) - acuponto Ting oposto
- R-1 (Yongquan) esquerdo (contralateral) - acuponto Ting oposto
- B-67 (Zhiyin) direito (homolateral) - acuponto de tonificação
- R-7 (Fuliu) direito (homolateral) - acuponto de tonificação
- B-64 (Jinggu) direito (homolateral) - acuponto fonte
- R-3 (Taixi) direito (homolateral) - acuponto fonte
- B-40 (Weizhong) direito (homolateral) - acuponto divergente
- B-10 (Tianzhu) direito (homolateral) - acuponto de reunião
- VG-20 (Baihui) - acuponto de regulação.

Após a segunda sessão com intervalo de uma semana, o paciente ficou totalmente sem dor.

O paciente retornou 20 anos depois, sem lombociatalgia, mas com seqüela neurológica de acidente vascular cerebral isquêmico (hemiplegia), porém dessa vez houve pouca melhora após cinco a seis sessões de Acupuntura.

Nem toda lombalgia é resultante da desestruturação osteoligamentária. Nesses casos o diagnóstico por imagem (radiografia, tomografia computadorizada e ressonância nuclear magnética) não mostram alterações que justificam tanta dor. Esses casos representam um desafio para ser tratado pela Medicina Ocidental. O uso prolongado de analgésicos e antiinflamatórios, em algumas pessoas, pode afetar a mucosa gástrica (causando gastrite medicamentosa), além de provocar danos à medula óssea hematogênica. Deve-se atribuir a esses casos, distúrbios energéticos e funcionais ou dor miofascial com comprometimento de músculos paravertebrais (quadrado lombar, iliocostal dorsal e lombar, psoas, etc.). Muitos desses casos podem ser tratados com desativação dos "pontos-gatilho" miofasciais.

Segundo a Medicina Tradicional Chinesa, a cartilagem articular e o osso depende da energia do Rim (Yin do Rim e Yang do Rim).

TRAN (2005) recomenda, inicialmente, estimular a formação de energia "Rong", porque essa é a energia resultante do alimento que circula nos Canais Principais de Energia, de acordo com o ritmo circadiano de 24 horas, obedecendo a lei do meio-dia e meia-noite.

Cada órgão ou cada víscera tem o seu intervalo de horário que dura duas horas. Nesse período, a energia "Rong" circula em máximo no respectivo canal.

Por exemplo, a energia do Rim circula em máximo no seu Canal Principal, no intervalo de horário entre 17-19 horas.

A energia "Rong" que circula no Canal Principal, ao chegar nos seus respectivos órgãos e vísceras, transforma-se em "*Jing*". No caso do Rim, transforma-se em *Jing* do Rim (Yin do Rim e Yang do Rim, líquido sinovial), além de atuar na atividade mental "Chi" que é a vontade.

TRAN (2005) apresenta a proposta para o tratamento de patologias da coluna vertebral:
- Tratar o Baço e Estômago para aumentar e melhorar a qualidade de energia "Rong", utilizando os seguintes acupontos: VC-12 (Zhongwan), E-36 (Zusanli), CS-6 (Neiguan), F-13 (Zhangmen), BP-3 (Taibai), E-42 (Chongyang), B-20 (Pishu) e B-21 (Weishu).
- Tratar o Yang do Rim: VC-4 (Guanyuan), VC-6 (Qihai), R-3 (Taixi), R-7 (Fuliu), B-23 (Shenshu) e B-52 (Zhishi).
- Tratar o Yin do Rim: BP-6 (Sanyinjiao), R-6 (Zhaohai), R-9 (Zhubin) e R-10 (Yingu).
- Tratar os acupontos extra (acupontos curioso): acuponto extra a 1 cun ao lado de L_4-L_5 e acuponto extra a 1 cun ao lado de L_5-S_1.

Anormalidade na Curvatura da Coluna Vertebral sob a Visão da Medicina Tradicional Chinesa

A coluna vertebral vista de perfil apresenta curvaturas denominadas fisiológicas a saber, como uma ligeira concavidade cervical e lombar e uma ligeira convexidade dorsal. Quando essas curvaturas tornam-se acentuadas são consideradas patológicas e podem ser responsáveis pela dor.

A lordose é uma acentuação da concavidade da coluna vertebral lombar e também da cervical (Fig. 14). A lordose congênita é decorrente de deficiência de Essência do Rim, ao passo que a adquirida pode ser em conseqüência de deficiência do Estômago e do Baço, retenção de vento-umidade nos Canais de Energia do dorso ou de uma deficiência de Yin do Rim ou do Fígado.

A cifose é uma acentuação da convexidade da coluna vertebral dorsal (Fig. 15). É freqüente nas pessoas idosas, principalmente nas mulheres e indica o declínio de Essência do Rim. A cifose em pessoas jovens indica uma deficiência congênita de Essência do Rim.

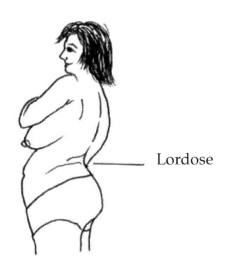

Figura 14 - Lordose.

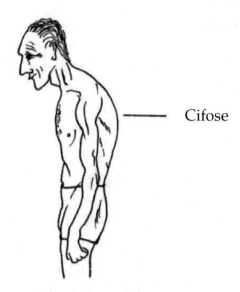

Figura 15 - Cifose.

A escoliose é uma curvatura lateral anormal da coluna vertebral, isto é, a coluna desvia lateralmente para esquerda ou para direita (Fig. 16). Se a escoliose é congênita deve-se pensar em deficiência de Essência do Rim. A escoliose adquirida é decorrente de deficiência de Essência do Rim, com estase de Sangue ou invasão de vento-umidade nos Canais de Energia da região dorso-lombar. Uma condição mais grave e a cifo-escoliose que também pode ser em conseqüência de deficiência de Essência do Rim, associada a estagnação de *Qi* do Fígado ou deficiência de *Qi* do Baço.

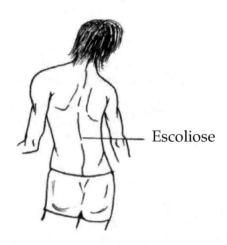

Figura 16 - Escoliose.

A retificação da coluna lombar consiste na diminuição da concavidade lombar (Fig. 17) e também da cervical. Pode ser resultado de um espasmo acentuado da musculatura da região dorsolombar e também da cervical, com diminuição da mobilidade da coluna vertebral. As causas podem ser a estagnação do Qi do Fígado, estase de Sangue do Fígado, ou invasão de vento frio na região lombar. Também pode sugerir a possibilidade de uma hérnia de disco lombar.

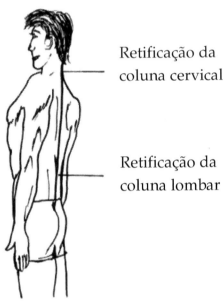

Figura 17 - Retificação da coluna lombar e cervical.

A atrofia dos músculos paravertebrais indica a deficiência de Qi do Baço, uma vez que, pela Medicina Tradicional Chinesa esse órgão é o responsável pela nutrição dos músculos.

A coluna vertebral curvada para frente, mais freqüente nos idosos, indica a deficiência de Essência do Rim ou fraqueza de Vaso Maravilhoso Du mai.

TRATAMENTO DE DOR NAS COSTAS

6

Para o tratamento de dor nas costas é útil conhecer os trajetos externos e internos dos Canais de energia, bem como, os seus colaterais.

Nas costas (região cervical dorsal, lombar e sacro) encontramos os trajetos dos Canais de Energia da Bexiga, Canal *Lo* Longitudinal da Bexiga, Canal Tendinomuscular da Bexiga, Vaso Governador (Du mai), ramo interno do Vaso Concepção (Ren mai), Vaso Penetrador (Chong mai) e Canal Distinto da dupla Bexiga e Rim.

Alguns desses Canais estão distribuídos superficialmente, enquanto outros, profundamente, além de apresentar os colaterais[*].

Segundo TRAN (2005), existem pelo menos 30 tipos de dores localizadas nas costas (lombalgia). Neste capítulo será apresentado, além destes 30 tipos, outros que fazem parte das queixas mais freqüentes nos consultórios.

Para uma melhor compreensão do assunto, serão apresentadas as figuras com os trajetos dos Canais de Energia, indicando os principais sintomas.

Os Canais de Energia estando em vazio permitem a penetração de energia perversa, levando à estagnação de *Qi* e Sangue e, como conseqüência, surgem dores ao longo dos trajetos.

---

[*] Se desejar obter mais detalhes sobre os Canais de Energia, consulte o *Atlas de Acupuntura Chinesa - Meridianos e Colaterais* de Henri Solinas, Lucie Mainville e Bernard Auteroche, Andrei, 2000.

Os Cinco Tipos de Dores nas Costas Causadas pelo Acometimento Do Canal Tendinomuscular

Os Canais Tendinomusculares são, na maior parte, superficiais, seguem os trajetos dos Canais Principais e recebem o mesmo nome dos Canais Principais. Não apresentam ligações com órgãos e vísceras e são os primeiros a serem atingidos pela energia perversa. Carreiam a energia de defesa (Wei), portanto protegem o organismo contra a energia perversa. A circulação de energia nos Canais Tendinomusculares é centrípeta e sua função é de mover os músculos e as articulações. Obviamente o acometimento dos Canais Tendinomusculares podem causar dor em qualquer parte dos seus trajetos, mas neste capítulo será abordado principalmente as dores localizadas nas costas.

Coccixalgia e sacralgia causadas pelo acometimento do Canal Tendinomuscular da Vesícula Biliar (Fig. 18)

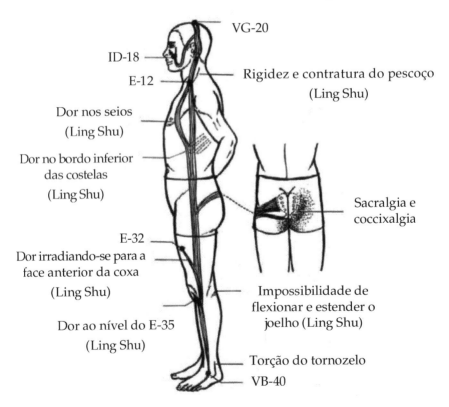

Figura 18

Entre vários sintomas causados pelo acometimento do Canal Tendinomuscular da Vesícula Biliar, temos a coccixalgia e sacralgia causadas por traumatismos (queda com contusão do cóccix).

O tratamento para esse caso deve ser realizado com a inserção de agulhas nos seguintes acupontos:

- Acupontos dolorosos (*Ashi*).
- VB-43 (Xiaxi) - acuponto de tonificação.
- VB-40 (Qiuxu) - acuponto fonte.
- ID-18 (Quanliao) - acuponto de reunião.
- VB-44 (Qiaoyin) - acuponto Ting.
- Acupontos "Jiaji" entre L_4-L_5, L_5-S_1, S_1-S_2 e S_3-S_4 (equivalente à Dessensibilização Segmentar - Capítulo 8).
- Desativação dos "pontos-gatilho" miofascial do músculo glúteo mínimo lateral.

Lombalgia e dorsalgia causadas pelo acometimento do Canal Tendinomuscular da Bexiga (Fig. 19)

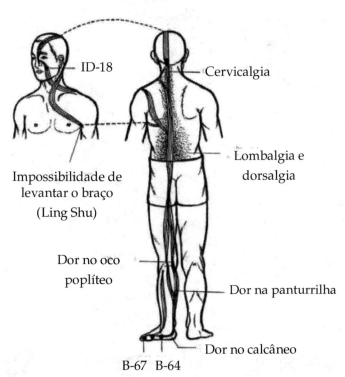

Figura 19

A lombalgia e dorsalgia causada pelo acometimento do Canal Tendinomuscular da Bexiga caracteriza-se pela dor semelhante a de uma fratura da coluna vertebral e apresenta dificuldade de flexão do corpo.

O tratamento pode ser realizado com a inserção de agulhas nos seguintes acupontos:

- Acupontos dolorosos (Ashi).
- B-67 (Zhiyin) - acuponto de tonificação.
- B-64 (Jinggu) - acuponto fonte.
- ID-18 (Quanliao) - acuponto de reunião.
- B-67 (Zhiyin) - acuponto Ting (já tratado).
- Desativação dos "pontos-gatilho" miofasciais dos músculos iliopsoas (Capítulo 8).

Dorsalgia, cervicalgia e ombralgia causadas pelo acometimento do Canal Tendinomuscular do Intestino Grosso (Fig. 20)

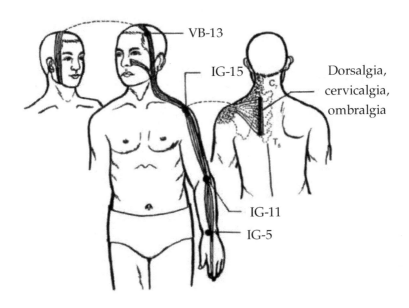

Figura 20

Quando o Canal Tendinomuscular do Intestino Grosso está afetado, além de outros sintomas presentes ao longo do seu trajeto, pode ser encontrado dor na coluna dorsal e parte da cervical (C_7-T_5).

A dor, ainda, pode irradiar-se para a região do músculo supra-espinhoso e infra-espinhoso.

O tratamento pode ser realizado com inserção de agulhas nos seguintes acupontos:

- Acupontos dolorosos (*Ashi*).
- IG-11 (Quchi) - acuponto de tonificação.
- IG-4 (Hegu) - acuponto fonte.
- VC-3 (Zhongji) - acuponto de reunião.
- IG-1 (Shangyang) - acuponto Ting.
- Desativação dos "pontos-gatilho" miofasciais dos músculos supra-espinhoso e infra-espinhoso.

Observação: esses mesmos acupontos tratam todos os sintomas encontrados ao longo do referido canal.

Dorsalgia causada pelo acometimento do Canal Tendinomuscular do Baço (Fig. 21)

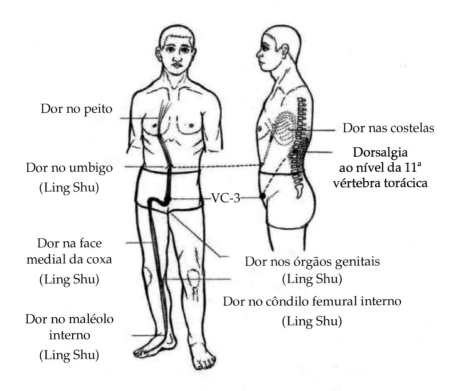

Figura 21

O Canal Tendinomuscular do Baço emite um ramo a partir do VC-3 (Zhongji) que vai direto à 11ª vértebra torácica. Assim, o acometimento desse canal, além de outros sintomas localizados ao longo do seu trajeto, pode causar dorsalgia profunda (raquialgia associada à dor na genitália externa).

O tratamento pode ser realizado com inserção de agulhas nos seguintes acupontos:

- Acupontos dolorosos (Ashi).
- BP-2 (Dadu) - acuponto de tonificação.
- BP-3 (Taibai) - acuponto fonte.
- VC-3 (Zhongji) - acuponto de reunião.
- BP-1 (Yinbai) - acuponto Ting.

Lombalgia causada pelo acometimento do Canal Tendinomuscular do Rim (Fig. 22)

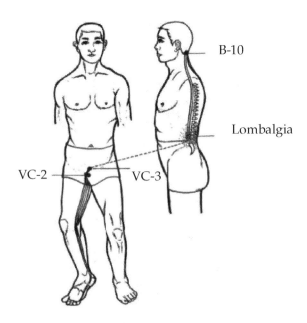

Figura 22

Esse Canal tem no seu trajeto, um ramo interno que sobe pela face anterior da coluna vertebral e também, um outro ramo externo que sobe pela face posterior da mesma, seguindo as massas musculares profundas atinge o acuponto B-10 (Tianzhu), onde também termina o ramo anterior. Se a energia perversa atinge o ramo interno (Yin) o doente não pode curvar para trás (extensão). Se a energia perversa atinge o ramo externo (Yang) o doente não pode curvar para frente (flexão). Nas doenças Yang (opistótomo) há impedimento de flexão. Nas doenças Yin há impedimento de extensão.

O tratamento pode ser realizado com inserção de agulhas nos seguintes acupontos:

- Acupontos dolorosos (*Ashî*).
- R-7 (Fuliu) - acuponto de tonificação.
- R-3 (Taixi) - acuponto fonte.
- VC-3 (Zhongji) - acuponto de reunião.
- R-1 (Yongquan) - acuponto Ting.

Os Cinco Tipos de Dores nas Costas Causadas pelo Acometimento do *Lo* Longitudinal

Os *Lo* Longitudinais são canais secundários responsáveis pela conexão e preenchem os espaços vazios deixados pelos Canais Principais de Energia*. Neles circulam o *Qi*, o Sangue e a energia Wei.

---

* Se desejar saber mais detalhes sobre os trajetos do *Lo* Longitudinal, consulte o *Atlas de Acupuntura Chinesa - Meridianos e Colaterais* de Henri Solinas, Lucie Mainville e Bernard Auteroche, Andrei, 2000.

Dorsalgia causada pela plenitude do *Lo* Longitudinal da Bexiga (Fig. 23)

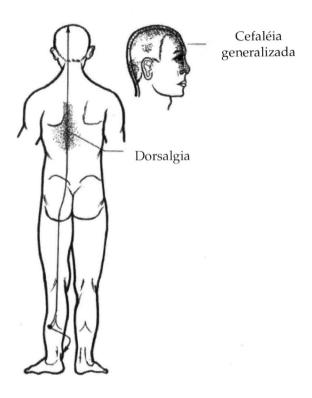

Figura 23

Quando há plenitude de energia no Lo Longitudinal da Bexiga ou afluxo de energia, segundo TRAN (2000), surge a dorsalgia acompanhada de cefaléia generalizada. Também nesse caso acompanha a obstrução nasal. Nos casos de vazio de energia neste canal acompanha a coriza, mas sem a dorsalgia.

Para o tratamento utilize os seguintes acupontos:
- B-58 (Feiyang) - acuponto Lo do Canal Principal da Bexiga, em sedação.
- B-67 (Zhiyin) - acuponto de tonificação do Canal Principal da Bexiga.

Cervicalgia causada pelo vazio do *Lo* Longitudinal da Circulação-Sexo (Fig. 24)

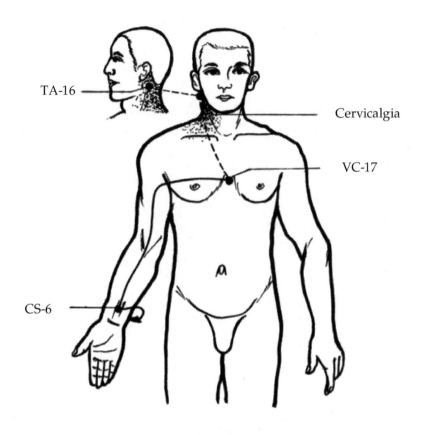

Figura 24

Quando há vazio de energia nesse Canal, surge a rigidez e incômodo no pescoço. Segundo TRAN (2005) existe um ramo que vai de VC-17 (Shanzhong) a TA-16 (Tianyou).

Para o tratamento utilize os seguintes acupontos:
- TA-5 (Waiguan) - acuponto *Lo* do Canal Principal do Triplo Aquecedor que é acoplado do Canal Principal da Circulação-Sexo, em tonificação.
- CS-9 (Zhongchong) - acuponto de tonificação do Canal Principal da Circulação-Sexo.

Lombalgia causada pelo vazio do *Lo* Longitudinal do Rim (Fig. 25)

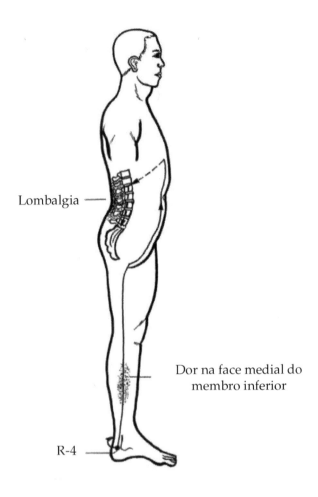

Figura 25

Quando há vazio de energia no Lo Longitudinal do Rim, além de dor na face medial do membro inferior, pode estar acompanhado de lombalgia.

Para o tratamento utilize os acupontos:
- B-58 (Feiyang) - acuponto Lo do Canal Principal da Bexiga que é acoplado do Canal Principal do Rim, em tonificação.
- R-7 (Fuliu) - acuponto de tonificação do Canal Principal do Rim.

Dorsalgia causada pela plenitude do *Lo* Longitudinal do Du mai (Fig. 26)

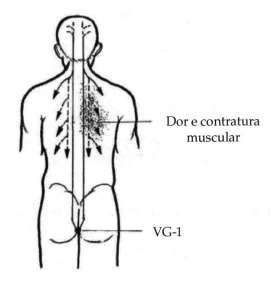

Figura 26

Quando há plenitude do *Lo* Longitudinal do Du mai, há contraturas musculares ao longo da coluna vertebral.

Para o tratamento utilize os acupontos:
- VG-1 (Changqiang) - acuponto *Lo* do Du mai, em sedação.
- ID-3 (Houxi) - acuponto de abertura do Du mai.

Dor na face lateral da perna causada pela plenitude do *Lo* Longitudinal da Vesícula Biliar (Fig. 27)

Nesse caso não há dores nas costas, mas por ser um caso importante, foi incluído neste texto. Na plenitude do *Lo* Longitudinal da Vesícula Biliar, surge dor na perna com sensação de pés gelados ou afluxo com plenitude de água, segundo TRAN (2005).

Para o tratamento utilize os seguintes acupontos:
- VB-37 (Guangming) - acuponto *Lo* do Canal Principal da Vesícula Biliar, em sedação.
- VB-43 (Xiaxi) - acuponto de tonificação do Canal Principal da Vesícula Biliar.

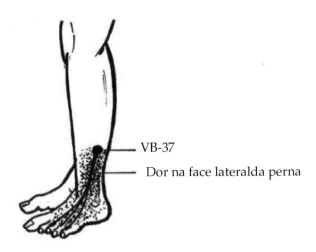

Figura 27 - Dor na face lateral da perna causada pela plenitude do Lo Longitudinal da Vesícula Biliar.

OS TRÊS TIPOS DE LOMBALGIAS CAUSADAS PELO ACOMETIMENTO DOS CANAIS DISTINTOS

Os Canais Distintos têm sua fisiologia e fisiopatologia pouco conhecidas, havendo citações em poucos livros textos e, nesses, simplesmente são descritos apenas os trajetos, mas sem indicação de tratamentos, com exceção de MJEREN (1978).

Para se ter uma noção melhor sobre os Canais Distintos, é importante ter em mente as características e funções desses Canais.

- Fazem a ligação exterior/interior, através dos acupontos de reunião inferior e superior.
- Os trajetos dos Canais Distintos sejam Yang ou Yin estão localizados profundamente, tendo conexão com órgãos e vísceras.
- Possuem relação direta com órgãos e vísceras correspondentes, como por exemplo, o Canal Distinto da Bexiga liga-se à víscera Bexiga.
- Após aprofundar-se no abdômen ou no tórax, emerge no pescoço ou na face, onde tanto o Canal Distinto Yin como o Yang une-se, novamente, na face ou na cabeça ao Canal Prin-

cipal de energia Yang. Portanto, os seis Yang da face ou da cabeça, recebem o *Qi* e o Sangue do seis Yin.
- O trajeto do Canal Distinto Yin é paralelo ao Canal Distinto Yang que é seu acoplado. Por exemplo, o Canal Distinto do Rim é paralelo ao Canal Distinto da Bexiga.
- É através do Canal Distinto que a energia do Canal Principal Yin passa de um hemicorpo para outro. Essa passagem é feita na cabeça, face ou pescoço.
- Os Canais Distintos formam ainda conexões que ligam os Canais Principais aos órgãos, vísceras, cérebro e medula.
- Os Canais Distintos transportam o Wei *Qi*, Yong *Qi* e Sangue, e promovem as ligações internas. Se o Canal Principal estiver com deficiência de *Qi*, o Canal Distinto também estará com deficiência.
- Os 12 Canais Distintos podem ser agrupados em seis pares ou seis confluências: Bexiga/Rim, Vesícula Biliar/Fígado, Estômago/Baço-Pâncreas, Intestino Delgado/Coração, Triplo Aquecedor/Circulação-Sexo e Intestino Grosso/Pulmão.

O acometimento do Canal Distinto pela energia perversa é caracterizado pelas dores intermitentes, além de outros sintomas e distúrbios emocionais diversos[*].

Segundo TRAN (2005) todos os Canais Distintos passam pelo Coração. Essa afirmação é baseada na interpretação do *Ling Shu*.

Isso explica a teoria da nova concepção dos Canais Distintos de YAMAMURA & TABOSA (2000) que, quando os Canais Distintos estão afetados surgem manifestações cardíacas ao nível energético, funcional ou orgânico.

Entende-se como distúrbio energético quando surge dor nas costas, no acuponto B-15 (Xinshu) e VC-14 (Juque), enquanto os distúrbios funcionais podem manifestar-se como arritmias e taquicardias. Os distúrbios orgânicos expressam-se pelos bloqueios do sistema de condução cardíaca, angina, infarto, etc.

---

[*] Para outros sintomas e distúrbios emocionais diversos dos Canais Distintos consulte YAMAMURA & TABOSA (2000).

A Acupuntura deve ser utilizada na fase de distúrbio energético. Na fase de distúrbio funcional, a Acupuntura ainda é uma grande aliada. As manifestações orgânicas competem mais à Medicina Ocidental.

Lombalgia, dorsalgia e cervicalgia causadas pelo acometimento do Canal Distinto da Bexiga e Rim (Fig. 28)

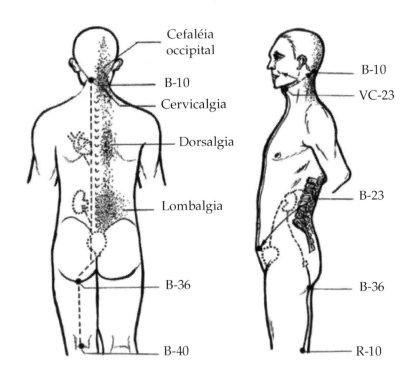

Figura 28

O acometimento dessa dupla (Bexiga/Rim) pela energia perversa causa dorsolombalgia, cervicalgia e até cefaléia occipital. As dores têm características intermitentes e são acompanhadas de distúrbios emocionais como medo, insegurança e rejeição.

Para o tratamento utilize os seguintes acupontos:
- B-10 (Tianzhu) - acuponto de reunião superior (também conhecido como "janela do céu").

- B-40 (Weizhong) - acuponto de reunião inferior da Bexiga.
- R-10 (Yingu) - acuponto de reunião inferior do Rim.

Nota: TRAN (2005) recomenda inserir agulha no R-1 (Yongquan) para trazer o "afluxo de energia" para baixo.

Cervicalgia causada pelo acometimento do Canal Distinto da Vesícula Biliar e Fígado (Fig. 29)

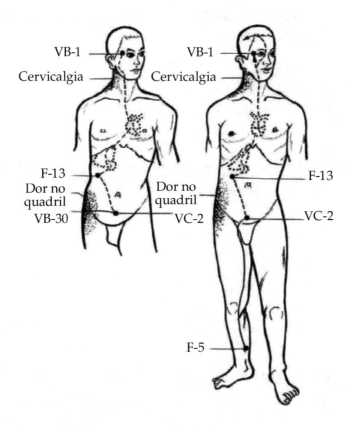

Figura 29

Como o Canal Distinto da Vesícula Biliar e Fígado, ambos passam pela coluna cervical, o acometimento dessa dupla pela energia perversa pode causar a cervicalgia de caráter intermitente. Pode também apresentar dor no quadril, pois o Canal Distinto da Vesícula Biliar tem como acuponto de reunião inferior o VB-30 (Huantiao).

Segundo TRAN (2005), o acometimento do Canal Distinto da Vesícula Biliar ainda pode causar coccixalgia, pois do acuponto VB-30 (Huantiao) surge um ramo que passa pelo B-31 (Shangliao), B-32 (Ciliao), B-33 (Zhongliao), B-34 (Xialiao) e B-35 (Huiyang).

Para o tratamento utilize os seguintes acupontos:

- VB-1 (Tongziliao) - acuponto de reunião superior da dupla Vesícula Biliar e Fígado.
- VB-30 (Huantiao) - acuponto de reunião inferior da Vesícula Biliar.
- VC-2 (Gugu) - acuponto de reunião inferior do Fígado.
- F-5 (Ligou)[*] - acuponto de reunião inferior do Fígado (segundo alguns autores).

Nota: TRAN (2005) recomenda tratar o VB-44 que é acuponto "Ting", para trazer o afluxo para baixo.

O termo adequado seria refluxo. O prefixo "a" de afluxo, significa ausência de fluxo.

Cervicalgia causada pelo acometimento do Canal Distinto do Intestino Delgado/Coração (Fig. 30)

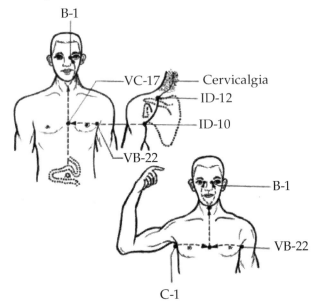

Figura 30

---

[*] Alguns autores consideram o F-5 (Ligou) como acuponto de reunião inferior do Fígado.

O acometimento da dupla Intestino Delgado/Coração pela energia perversa causa cervicalgia com bloqueio de flexão e extensão ou bloqueio de rotação (TRAN, 2005).

No Canal Distinto do Intestino Delgado e Coração o acuponto de reunião superior é B-1 (Jingming). Porém, em relação a acupontos de reunião inferior há divergência entre os autores. SOLINAS *et al.* (2000) consideram o VC-17 (Shanzhong) como acuponto de reunião inferior do Canal Distinto do Intestino Delgado, enquanto, a maioria dos autores consideram os acupontos de reunião inferior do Canal Distinto do Intestino Delgado os acupontos ID-10 (Naoshu) ou ID-12 (Bingfeng) e o acuponto de reunião inferior do Coração é o C-1 (Jiquan).

Na verdade, o acuponto de reunião inferior é o local onde o Canal Distinto diverge do Canal Principal, por isso o acuponto de reunião inferior é conhecido como acuponto divergente, daí surge o termo canal divergente com sinônimo do Canal Distinto.

Para o tratamento utilize os seguintes acupontos:

- B-2 (Zanzhu) em direção a B-1 (Jingming) - o B-1 (Jingming) é acuponto de reunião superior da dupla Intestino Delgado e Coração. A aplicação de agulha no B-2 (Zanzhu) com direcionamento para B-1 (Jingming) é para evitar aplicação neste último que é muito sensível.
- ID-10 (Naoshu) ou ID-12 (Bingfeng) - acuponto de reunião inferior do Intestino Delgado (foi sugerido estes dois acupontos porque há divergência na literatura).
- C-1 (Jiquan) - acuponto de reunião inferior do Coração.
- VC-17 (Sanzhong) - acuponto de reunião inferior do Intestino Delgado e Coração, segundo SOLINAS *et al.* (2000).

Segundo TRAN (2005), para bloqueio cervical o melhor resultado é obtido com os seguintes acupontos, além dos acupontos citados acima: se o bloqueio cervical é na extensão e flexão, tratar o B-65 (Shugu) e B-67 (Zhiyin), e se o bloqueio cervical é na rotação, tratar o ID-6 (Yanglao) e ID-1 (Shaoze).

As Lombalgias Causadas pelo Acometimento dos Vasos Extraordinários ou maravilhosos

Os Vasos Extraordinários são conhecidos como Meridianos Irregulares Curiosos ou Maravilhosos

A natureza nos deu essa grande chance de armazenar o excedente de energia dos Canais Principais nos Vasos Extraordinários como silos que guardam as colheitas abundantes para usufruirmos durante a escassez. Assim, o principal papel dos Vasos Extraordinários é reforçar a conexão entre Canais Principais para regular o fluxo de Qi e Sangue. O excesso de Qi e Sangue nos Canais Principais flui para os oito Vasos Extraordinários, onde é estocado, para ser redistribuído em caso de uma deficiência nos Canais Principais.

Os oito Vasos Extraordinários são agrupados em quatro Vasos Yang e quatro Vasos Yin:

Vasos Yang	Vasos Yin
• Du mai	• Ren mai
• Dai mai	• Chong mai
• Yang qiao mai	• Yin qiao mai
• Yang wei mai	• Yin wei mai

Características dos Vasos Extraordinários

- Não apresentam relação exterior/interior.
- Não mantêm conexão com órgãos e vísceras.
- Estão em contato com os Canais Principais.
- Tomam emprestados os seus acupontos.
- Apenas o Du mai e o Ren mai têm os seus próprios acupontos.
- Os Vasos Extraordinários não têm trajetos nos membros superiores.

Lombalgia, dorsalgia e cervicalgia causadas pelo acometimento do Du mai (Fig. 31)

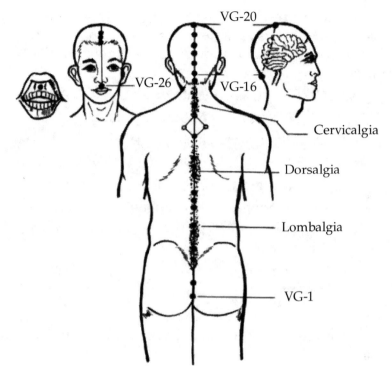

Figura 31

A dor é constante e localiza-se ao longo do Vaso Du mai e é causada pela invasão de energia perversa que obstrui a circulação de *Qi* e Sangue. A dor é acompanhada de rigidez da coluna vertebral (a coluna se enrijece e curva para trás, *Nan-Ching*, 28ª questão) e sensação de frio.

No acometimento do Du mai, pode surgir ao nível da sétima vértebra cervical, dor com sensação de queimação. O Du mai pode ser utilizado para o tratamento de escoliose, opistótomo, rigidez da coluna, torcicolos, etc.

Na 28ª questão do *Nan-Ching* está comentada que o Du mai origina-se da cavidade mais baixa do final do corpo, o que deve corresponder ao VC-1 (Huiyin) ao invés do VG-1 (Changqian). O trajeto sobe pela coluna vertebral e penetra no interior do cérebro a partir de VG-16 (Fengfu). Devido a esse trajeto o Du mai é ótimo para tratar a memória fraca, sensação de peso na cabeça ou cabeça vazia, tontura, confusão mental, zumbidos, epilepsias, convulsões, seqüelas de acidente vascular encefálico, demência, etc.

Então, em resumo, quando surge dor nas costas ou dor cervico-dorso-lombalgia, associadas aos ataques do vento (cefaléia, afasia motora, epilepsia, etc.), pode efetuar o tratamento utilizando os seguintes acupontos:

- ID-3 (Houxi) - acuponto de abertura.
- B-62 (Shenmai) - acuponto acoplado.
- Huato Jiaji - tratar os Jiaji da região dolorida da coluna vertebral.
- DU-16 (Fengfu), DU-14 (Dazhui), DU-12 (Shenzu).
- DU-10 (Lingtai), DU-8 (Jinsuo), DU-4 (Mingmen).
- DU-6 (Jizhong), DU-3 (Yaoyangquan), DU-1 (Changqiang).
- VB-20 (Fengchi) - para evitar a subida e penetração de energia perversa.
- VG-20 (Baihui) - atrai a energia para o alto e promove o equilíbrio geral.

Lombalgia causada pelo acometimento do Dai mai (Fig. 32)

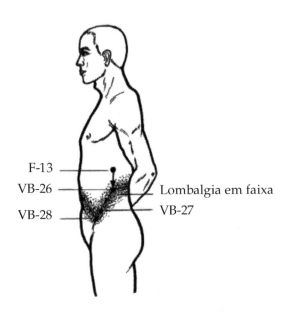

Figura 32

Esse Vaso Extraordinário apresenta algumas controvérsias em relação ao seu trajeto. Todos os autores são unânimes em relação ao trajeto circundante, por isso é conhecido como Vaso Cintura ou Cinta.

Segundo TRUNG & HOC DE HANOI, citados por VAN NGHI (1981) o Vaso Extraordinário Dai mai tem esse nome devido originar-se do acuponto VB-26 (Dai mai). Mas SOLINAS *et al.* (2000) refere que origina no hipocôndrio, na altura da segunda vértebra lombar, contorna o abdômen como uma cinta, passando pelo VB-26 (Dai mai), VB-27 (Washu), VB-28 (Weidai) e umbigo. SOLINAS *et al.* (2000), ainda, apresenta uma variante do Dai mai que começa no F-13 (Zangmen). Mas o mais importante deste Vaso Maravilhoso Dai mai é o seu trajeto em cinta. VAN NGHI (1981), baseado na interpretação do texto antigo *Su Wen* (Capítulo 44) referiu a importância deste Vaso, porque ao circundar o abdômen mantém conexão com vários Canais de Energia, com exceção do Fígado e Bexiga[*].

Os Canais de Energia que são conectados com o Dai mai são:
- Ren mai (VC)
- Shaoyin (R)
- Chong mai
- Yangming (E)
- Taiyin (BP)
- Shaoyang (VB)
- Du mai (VG)

Segundo TRAN (2005), o Dai mai origina do R-10 (Yingu) e passando pelos acupontos B-40 (Weizhong) segue o Canal Distinto do Rim, passa pela Bexiga e Rim, conecta com o B-23 (Shenshu) e a seguir com o F-13 (Zhangmen).

O Dai mai regula e controla a circulação de todos os Canais de Energia acima citados. Quando o Yangming (E) se debilita o Dai mai não recebe a energia *Rong* e funciona mal, afetando outros Canais de Energia, levando à fraqueza, parestesia e paralisia dos membros.

---

[*] Se circunda a cintura, por que não se conectam com o Canal Principal do Fígado e da Bexiga? Ele não explicou.

Os sintomas essenciais do acometimento do Vaso Maravilhoso Dai mai são dor lombar em faixa ou cinta e "curiosa sensação de estar sentado ou flutuando na água" (Nan-Ching, 28ª questão).

A lombalgia proveniente da doença do Canal da Cintura (Dai mai), faz com que o paciente não possa olhar para cima e nem para baixo; se ele olhar para cima, poderá cair. Esta doença é causada por suspender pesos, o que fere a região lombar, e pelo sangue deteriorado injetado no Canal da Cintura, faz com que este seja obstruído (Su Wen, Capítulo 41).

Para o tratamento utilize os seguintes acupontos:

- VB-41 (Zuling) - acuponto de abertura.
- TA-5 (Waiguan) - acuponto acoplado.
- F-13 (Zhangmen) - acuponto de origem (variante).
- VB-26 (Dai mai), VB-27 (Wushu) e VB-28 (Weidao) - acupontos de encontro do Dai mai com o Canal Principal da Vesícula Biliar.

Lombalgia causada pelo acometimento do Yang qiao mai (Fig. 33)

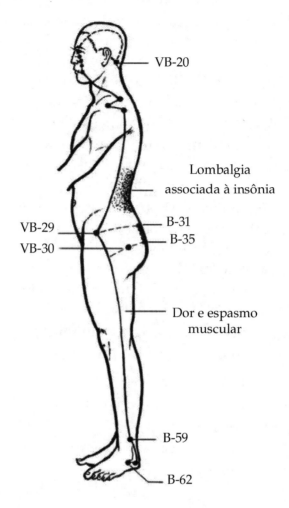

Figura 33

O acometimento do Yang qiao mai pela energia perversa provoca insônia e lombalgia com pequenas áreas com edema muito doloridas e contraídas, cujas dores dão a impressão de "golpes de martelo" (*Su Wen*, Capítulo 41). Pode apresentar espasmos musculares na face externa da coxa e da perna, enquanto os músculos da face interna do mesmo membro podem estar flácidos e o paciente apresenta dificuldade em se levantar. Também pode apresentar rigidez na região dorsal e lombar.

Quando o Yang qiao mai está doente, o Yin qiao mai está relaxado enquanto o Yang qiao mai está tenso (Nan-Ching, 29ª questão).

Segundo TRAN (2005), o Vaso Extraordinário Yang qiao mai quando chega ao VB-29 (Juliao), ao invés de seguir direto para VB-30 (Huantiao) passa pelos acupontos B-31 (Shangliao), B-32 (Ciliao), B-33 (Zhongliao), B-34 (Xialiao), B-35 (Huiyang), VG-1 (Changqiang) e após este último chega ao VB-30 (Huantiao). Por isso, além de tratar lombalgia e insônia, serve para tratar coccixalgia.

O Yang qiao mai normalmente carreia a água para B-1 (Jingming). Na falta dessa água, a vista fica ressecada, a pálpebra não fecha mais e daí surge a insônia.

O sintoma essencial do acometimento do Yang qiao mai é a insônia, o que explica o domínio deste vaso sobre a abertura das pálpebras. Quando há excesso de Yang, o Yin se debilita e o Yang se acumula na parte superior, sobretudo na cabeça, ativando excessivamente as funções mentais e impedindo o fechamento das pálpebras (insônia) (Ling Shu, Capítulo V).

Para o tratamento utilize os seguintes acupontos:

- B-62 (Shenmai) - acuponto de abertura.
- ID-3 (Houxi) - acuponto acoplado.
- B-67 (Zhiyin) - acuponto de tonificação da Bexiga.
- B-61 (Pushen) - acuponto de encontro do Canal Principal da Bexiga com o Vaso Extraordinário Yang qiao mai.
- B-59 (Fuyon) - acuponto de acúmulo (Xi).

Lombalgia causada pelo acometimento do Yang wei mai (Fig. 34)

O Vaso Extraordinário Yang wei mai conecta todos os canais Yang. No caso em que o Yang wei mai não pode cumprir a sua função de conexão, o paciente terá sensação de frio incontrolável. Quando o Yang wei mai é acometido pelas energias perversas, de características Yang, surge a estagnação de Qi e Sangue, e se esta estagnação ocorre na região lombar, o local torna-se abruptamente edemaciado, doloroso e com contratura muscular. Também aparece cansaço, distensão muscular e dor na face lateral da coxa e perna, acompanhada de alternância de febre com calafrios.

A maioria dos livros textos não relaciona a lombalgia com acometimento de Yang wei mai. No *Zhen Jiu Da Cheng* de Yang Chi Chou, tradução de VAN NGHI *et al.* (2004), menciona o tratamento.

Para o tratamento utilize os acupontos:

- TA-5 (Waiguan) - acuponto de abertura.
- VB-41 (Zulinqi) - acuponto acoplado.
- B-63 (Jinmen) - acuponto de origem.
- VB-35 (Yanjiao) - acuponto de acúmulo.
- B-67 (Zhiyin) - acuponto de tonificação da Bexiga.
- R-7 (Fuliu) - acuponto de tonificação do Rim.
- VB-43 (Xiaxi) - acuponto de tonificação da Vesícula Biliar.

Pode-se utilizar os acupontos para tonificar Bexiga, Rins e Vesícula Biliar.

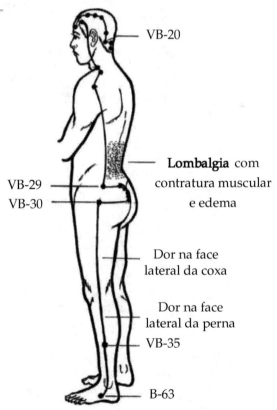

Figura 34 - Lombalgia causada pelo acometimento do Yang wei mai.

Lombalgia, dorsalgia e cervicalgia causadas pelo acometimento do Ren mai (Fig. 35)

A lombalgia causada pelo acometimento do Vaso Extraordinário Ren mai é pouco citada na literatura.

No Su Wen (Capítulo 41) está escrito que a doença do Canal Huiyin (Ren mai) causa lombalgia. Quando a dor cessa o paciente irá transpirar continuamente; quando o suor tiver secado, o paciente terá desejo de beber e após beber desejará urinar.

No Zhen Jiu Da Cheng de Yang Chi Chou, tradução de VAN NGHI et al. (2004), encontra-se citações de tratamento de rigidez e dor cervical, causadas pelo distúrbio do Ren mai.

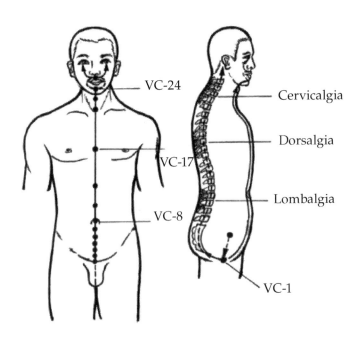

Figura 35

A explicação para a existência da lombalgia, dorsalgia e cervicalgia, pelo desequilíbrio do Ren mai, pode ser perfeitamente justificada pelo trajeto de um ramo que origina do períneo e sobe pela coluna vertebral (Fig. 30).

Para o tratamento utilize os seguintes acupontos:

• P-7 (Lieque) - acuponto de abertura.

- R-6 (Zhaohai) - acuponto acoplado.
- B-56 (Chengjin) - acuponto recomendado no Da Cheng.

Lombalgia causada pelo acometimento do Chong mai (Fig. 36)

Quando o Vaso Extraordinário Chong mai é acometido pela energia perversa, aparece a dor lombar "em barra", ao nível da vértebra L_4. No *Zhen Jiu Da Cheng* de Yang Chi Chou, tradução de VAN NGHI *et al.* (2004), está citado forte raquialgia provocada pelo Chong mai. O Chong mai é responsável pelo controle da menstruação e tem muita influência no sistema reprodutor feminino. Só quando o Chong mai está repleto de *Qi* e Sangue é que o fluxo do Ren mai torna-se livre e a mulher passa a ter menstruação regular e conseqüentemente a capacidade reprodutiva normaliza.

Quando o Chong mai está perturbado surge a dismenorréia associada à lombalgia intensa.

Outros sintomas e sinais como dor e distensão abdominal, dor no tórax, podem estar presentes.

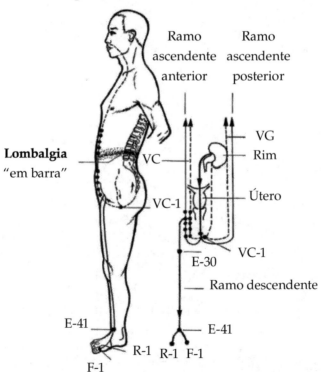

Figura 36

AUTEROCHE (1996) recomenda o tratamento de lombalgia causada por discopatia (protrusão e hérnia discal) utilizando os acupontos de abertura do Chong mai e acuponto acoplado do mesmo.

Para o tratamento utilize os seguintes acupontos:

- BP-4 (Gongsun) - acuponto de abertura.
- CS-6 (Neiguan) - acuponto acoplado.
- B-23 (Shenshu), VG-4 (Mingmen) e VG-3 (Yaoyangquan) - são acupontos locais.
- R-7 (Fuliu) - acuponto de tonificação do Rim.

Acrescentar outros acupontos para o tratamento de dismenorréia associada com lombalgia:

- R-11 (Henggu), R-12 (Dahe), R-13 (Qixue), R-14 (Siman) e R-15 (Zhongzhu).

Lombalgia causada pelo acometimento do Yin qiao mai (Fig. 37)

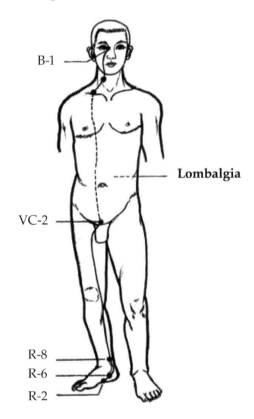

Figura 37

O acometimento do Yin qiao mai pelas energias perversas provoca a estagnação de *Qi* e Sangue e, quando esta ocorre na região lombar, manifesta-se a lombalgia. A dor irradia para genitália externa e também pode atingir o pescoço. Nos casos mais graves, o corpo pode ficar inclinado para trás, com "sensação de que a coluna vertebral lombar está quebrada". Pode estar presente uma fraqueza muscular da face externa da coxa e da perna e, em contrapartida, surge um espasmo muscular da face interna da coxa e da perna.

As dores de localização imprecisa, que mudam de lugar no corpo, resultam do desequilíbrio de Yin qiao mai e Yang qiao mai. Os sintomas álgicos da fibromialgia enquadram-se nesse tipo de desequilíbrio. Em mulheres deve-se tratar o Yin qiao mai, ao passo que, nos homens deve-se tratar o Yang qiao mai (*Ling Shu*, Capítulo 11).

Em resumo, o sintoma essencial do acometimento do Yin qiao mai é a sonolência, causada pela plenitude de Yin no Yin qiao mai (*Ling Shu*, Capítulo 5).

Para o tratamento utilize os seguintes acupontos:
- R-6 (Zhaohai) - acuponto de abertura.
- P-7 (Lieque) - acuponto acoplado.
- R-3 (Taixi) - acuponto de tonificação do Rim.
- B-23 (Shenshu) - acuponto Shu dorsal do Rim.

Lombalgia causada pelo acometimento do Yin wei mai (Fig. 38)

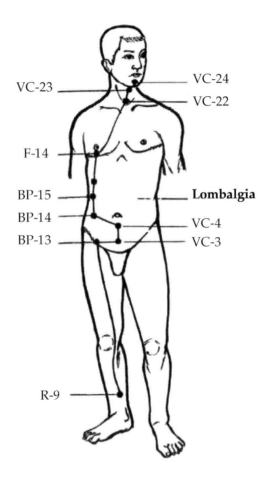

Figura 38

O Vaso Extraordinário Yin wei mai conecta todos os canais Yin.

A lombalgia é acompanhada de alteração de humor, o paciente pode tornar-se furioso, apresenta gemidos, angústia, ansiedade, palpitação, agonia, sufocamentos, etc.

Para o tratamento utilize os seguintes acupontos:

- CS-6 (Neiguan) - acuponto de abertura.
- BP-4 (Gongsun) - acuponto acoplado.
- R-9 (Zhubin) - acuponto de acúmulo.

As Lombalgias Causadas pelo Acometimento do Canal Principal de Energia*

Lombalgia causada pelo acometimento do Canal Principal da Bexiga (Taiyang)

As dores irradiam-se ao longo do trajeto do Canal Principal da Bexiga (da nuca até as nádegas e descem pela face posterior da coxa, joelho, perna, calcâneo, face lateral do pé e quinto pododáctilo). A dor piora com o esforço físico, fadiga, bem como, com o frio e umidade.

A deficiência de *Qi*, Yang e Yin do Rim, leva à deficiência energética da sua víscera acoplada que é a Bexiga. Os Canais Tendinomusculares do Rim e Bexiga também são afetados pela deficiência de energia defensiva, propiciando assim, a invasão pela energia perversa (frio e umidade).

A lombalgia Taiyang deve ser diferenciada da lombalgia causada por protusão e hérnia discal lombar. Nesse caso há sinais positivos nas manobras de Lasègue, perda de força muscular, hipotrofia dos músculos das pernas, prova de compressão jugular, alteração da sensibilidade, etc.

O tratamento consiste em tonificar o *Qi*, o Yang e Yin dos canais e colaterais do Rim e da Bexiga, bem como, dispersar a energia perversa (frio e umidade).

Os acupontos selecionados para o tratamento são:
- ID-2 (Qiangu), ID-3 (Houxi), B-65 (Shugu) e B-66 (Tonggu) - promovem a circulação de *Qi* no Canal Unitário Taiyang.
- VC-4 (Guanyuan), R-7 (Fuliu), R-3 (Rangu) e R-3 (Taixi) - fortalecem o *Qi* do Rim pelo princípio de combinação dos acupontos do mesmo canal.

---

* Considerando que os Canais Principais de Energia sejam de domínio de todos aqueles que praticam a Acupuntura, tornam-se desnecessários apresentar os seus trajetos em figuras. Entretanto, como existem trajetos internos e variações, devem consultar Atlas que apresentem esses trajetos internos. Particularmente recomendo o Atlas de Acupuntura Chinesa de SOLINAS *et al.* (2000).

- B-40 (Weizhong), B-57 (Chengshian), B-60 (Kunlun) e B-10 (Tianzhu) - são acupontos distantes que têm influência na região lombar.
- B-23 (Shenshu), B-52 (Zhishi), VG-4 (Mingmen), B-25 (Dachangshu), VG-3 (Yaoyangquan), Shiquizhuixia (Extra) e Jiaji (Extra) da primeira à quinta vértebras lombar do lado afetado - são acupontos locais e adjacentes.
- Acupontos Ashi - acupontos locais de máxima dor para dispersar o frio e umidade.

Nota: a moxabustão é recomendável nos casos de ataque frio e umidade.

Para o tratamento picar e sangrar o B-40 (Weizhong), menos na primavera (Su Wen, Capítulo 41).

O tratamento proposto acima alivia a dor causada por protrusão e hérnia discal entre L_5-S_1.

Lombalgia causada pelo acometimento do Canal Principal da Vesícula Biliar (Shaoyang)

A dor irradia-se ao longo do Canal Principal da Vesícula Biliar (quadril, trocanter, face lateral da coxa, do joelho, da perna, e atinge o quarto pododáctilo). A dor é aguda, de aparecimento súbito, com sensação de picadas de agulhas (Su Wen, Capítulo 41). Acompanha a dificuldade de flexão e extensão da coluna e não consegue movimentar a cabeça para os lados (movimento de lateralidade). Podem acompanhar sintomas de plenitude de Yang do Fígado como nervosismo, irritabilidade, enxaqueca, dismenorréia, etc.

A deficiência de Qi, Yang, Yin e energia de defesa nos Canais, permite a invasão de energias perversas como vento, frio e umidade, que provoca a estagnação de Qi e Sangue ao nível da região lombar e no trajeto do Canal Principal da Vesícula Biliar.

Para o tratamento utilize os seguintes acupontos:
- TA-2 (Yemen), TA-3 (Zhongzhu), VB-41 (Zulinqui), VB-43 (Xiaxi) - promovem a circulação de Qi no Canal Unitário Shaoyang.
- VC-4 (Guanyuan), R-7 (Fuliu), R-2 (Rangu) e R-3 (Taixi) - fortalecem o Qi do Rim.

- VB-34 (Yanglingquan) e VB-39 (Xuanzhong) - são acupontos distantes que têm influência na região lombar.
- B-23 (Shenshu), VG-4 (Mingmen), B-31 (Shangliao), B-32 (Ciliao), B-33 (Zhongliao), B-34 (Xialiao) e Jiaji (Extra) da terceira à quinta vértebras lombar do lado afetado e VB-30 (Huantiao) - são acupontos locais e adjacentes.

Nota: o tratamento proposto acima alivia a dor lombar causada pela protrusão discal e hérnia discal entre L_4-L_5.

Lombalgia causada pelo acometimento do Canal Principal do Estômago (Yangming)

A dor irradia-se ao longo do Canal Principal do Estômago (face anterior da coxa, do joelho, da perna e depois de passar pelo dorso do pé chega ao segundo pododáctilo, terminando no ângulo ungueal externo).

A dor é aguda, com sensação idêntica à dor da perna fraturada. Nos casos mais suaves a sensação é de perna pesada.

A dor piora com o movimento de rotação da coluna. "O paciente não pode olhar para trás" (*Su Wen*, Capítulo 41).

O acometimento do Canal Principal do Estômago (Yangming) é mais freqüente em idosos. Pode manifestar-se, também, por dor localizada no hálux.

A lombalgia Yangming também pode ser provocada pela alteração energética do Intestino Grosso. Nesse caso pode haver processos degenerativos ao nível da quarta e quinta vértebras lombar, onde se localiza o acuponto Shu dorsal do Intestino Grosso.

Segundo YAMAMURA (1993) e MANN (1971) o aparecimento da hérnia discal e o deslocamento vertebral nessa região pode ser devido a alteração energética do Yangming ou alteração de *Qi* no Intestino Grosso:

Para o tratamento utilize os seguintes acupontos:
- IG-2 (Erjian), IG-3 (Sanjian), E-43 (Xiangu) e E-44 (Neiting) - promovem a circulação de *Qi* no Canal Unitário Yangming.
- VC-4 (Guanyuan), R-7 (Fuliu), R-3 (Taixi), R-2 (Rangu) - fortalecem o *Qi* do Rim.

- E-34 (Liangqiu), E-35 (Dubai), E-36 (Zusanli)*, E-37 (Shangjuxu)*, E-39 (Xiajuxu)* e E-41 (Jiexi)*.
- B-23 (Shenshu), VG-4 (Mingmen), B-21 (Weishu) e Jiaji (Extra) da primeira à quinta vértebras lombar do lado afetado.

Lombalgia causada pelo acometimento do Canal Principal do Fígado (Jueyin)

A lombalgia causada pelo acometimento do Canal Principal do Fígado é acompanhada de sensação de distensão interna, como corda de um arco, completamente esticada (Su Wen, Capítulo 41), pronta para lançar a flecha.

Para o tratamento utilize os seguintes acupontos:

• VC-3 (Zhongji) - acuponto de reunião dos três Canais Tendinomusculares Yin do pé (Fígado, Baço e Rim), com os Canais Extraordinários Ren mai e Yin qiao mai.

• F-5 (Ligou) - acuponto Lo do Canal Principal do Fígado.

• F-6 (Zhongdu) - acuponto de acúmulo.

Lombalgia causada pelo acometimento do Canal Principal do Rim (Shaoyin)

Na lombalgia causada pelo acometimento do Canal Principal do Rim, a dor se localiza no interior, ao longo da coluna vertebral lombar. A explicação para essa dor profunda deve-se ao fato da existência de um ramo do Canal Principal do Rim que, partindo do períneo, penetra profundamente na coluna vertebral lombar, até chegar ao Rim, passando pelo VG-1 (Changqiang) e vértebra L_2.

No início a dor é insidiosa, leve, com certo incômodo, de pouca duração, mas vai aumentando gradativamente com o esforço físico, fadiga mental e sexual. A dor costuma aliviar com o repouso, mas não com o calor.

Esse tipo de lombalgia é causado por deficiência de Qi do Rim. O vazio de Qi do Rim pode causar o vazio de Qi da Bexiga e também afeta o Canal Tendinomuscular do Rim e da Bexiga, e assim, es-

---

* Realizar sangria, utilizando ventosa.

ses Canais e os seus colaterais poderão sofrer agressão pelo frio e umidade.

O vazio de *Qi* do Rim provoca distúrbios psicoemocionais como: medo, falta de vontade, depressão, desânimo, baixa estima, impotência sexual, etc.

Com a persistência da deficiência de *Qi*, o Rim deixa de governar os ossos e com isso pode acelerar a evolução da osteoporose, osteoartrose e é comum o aparecimento de gonalgias ou gonartroses (bilateralmente).

Para o tratamento utilize os seguintes acupontos:

- C-7 (Shenmen), C-8 (Shaofu), R-2 (Rangu) e R-3 (Taixi) - para melhorar a circulação de *Qi* do Canal Unitário Shao Yin.
- VC-6 (Qihai), VC-4 (Guanyuan), R-10 (Yingu) e R-7 (Fuliu) - para tonificar o *Qi* do Rim.
- B-40 (Weizhong) e B-60 (Kunlun) - acupontos distantes que têm influência na região lombar.
- B-23 (Shenshu), VG-4 (Mingmen), B-52 (Zhishi), B-22 (Sanjiaoshu) e Jiaji (Extra) da segunda à quinta vértebras lombar, bilateralmente - acupontos locais para tratar a lombalgia Shaoyin.

Nota: na lombalgia aguda utilizar o acuponto R-7 (Fuliu).

Na lombalgia aguda intolerável, utilizar os acupontos VB-20 (Fengchi), IG-4 (Hegu) e B-60 (Kunlun).

Cervicalgia causada pelo acometimento do Canal Principal do Triplo Aquecedor (Shaoyang)

A cervicalgia causada pelo acometimento do Canal Principal do Triplo Aquecedor pode ser acompanhada de zumbido e surdez. A dor pode irradiar-se para o ouvido.

Para o tratamento selecione os seguintes acupontos:

- VG-14 (Dazhui) - acuponto de reunião de todos os Canais Yang.
- TA-7 (Huizong) - acuponto de acúmulo (acuponto *Xi*).

Cervicalgia causada pelo acometimento do Canal Principal do Intestino Grosso (Yangming)

Nesse caso a cervicalgia é acompanhada de odontalgia, cefaléia, mas sem surdez.

Para o tratamento selecione os seguintes acupontos:

- VG-14 (Dazhui) - acuponto de reunião de todos os Canais Yang.
- IG-7 (Wenliu) - acuponto de acúmulo (acuponto Xi).

Outros Tipos de Lombalgia e Tratamento 7

Lombalgia Causada por Exposição ao Vento-frio e Umidade

- Piora com o frio ou em dias nublados e chuvosos.
- Piora de manhã e melhora à tarde (deita bem e acorda mal com dor).
- Não alivia com o repouso, mas melhora com o calor, exercícios e no final do dia.
- Sente muito frio e não tolera o vento frio.
- Acompanha a contratura muscular da região lombar (espaços intervertebrais reduzidos).
- Apresenta dificuldade em virar na cama.
- A dor irradia para os membros inferiores (devido ao frio e à umidade que desce).
- Sente dor nos joelhos.
- Queixa-se de sensação de peso nas pernas (devido ao edema nos membros inferiores).
- A língua é pálida com saburra branca e pegajosa.
- O pulso radial é profundo e tenso (devido ao frio).
- A área da dor lombar geralmente é maior.

Etiologia - o vento frio e umidade penetram nos Canais e Colaterais e dificulta a circulação de Qi e Sangue na região lombar.

Explicação - a exposição prolongada ao vento frio e umidade (morar em lugar frio e úmido, exposição às chuvas, etc.) provoca a contratura de musculatura da região lombar e estagnação de Qi e Sangue e, como conseqüência, surge a lombalgia. A dor pode ser aliviada com o calor e exercícios físicos. A sensação de peso nas pernas é devido à invasão dos Canais e Colaterais pela umidade.

Esse tipo de lombalgia geralmente está associado à deficiência de Yang do Rim. O vento frio penetra onde há deficiência de Yang.

Tratamento - consiste em dispersar o vento, aquecer o frio e drenar a umidade.

Os acupontos selecionados para o tratamento são:
- B-23 (Shenshu) - aquece o frio.
- B-20 (Pishu) - drena a umidade.
- VG-3 (Yaoyangquan) - dispersa o frio e umidade do aquecedor inferior.
- VC-4 (Guanyuan) - aquece o frio e dispersa a umidade.
- BP-9 (Yinlingquan) - dispersa a umidade.

A Moxabustão nos acupontos B-23 (Shenshu), VG-3 (Yaoyangquan) e VC-4 (Guanyuan) aquece a região lombar e elimina o frio, bem como, relaxa os músculos e promove a livre circulação de Qi e de Sangue.

Pode-se utilizar a Moxabustão em caixa de madeira com tela, colocada sobre a região lombar e no abdômen.

LOMBALGIA AGUDA POR TORÇÃO (TRAUMA)

- A dor é aguda, súbita e surge após o esforço físico excessivo ou torção lombar.
- A dor é fixa e é agravada pela tosse, espirros, pressão, exercícios físicos ou estresse.

- Há limitação de movimentos (dificuldade em sentar, deitar, levantar e flexionar).
- Acompanha a rigidez da musculatura lombar.
- A dor não alivia com o calor.
- Pode surgir dor em "fisgadas" ou em "queimação".
- A dor geralmente é restrita ao local traumatizado ou pode propagar-se para os membros inferiores se há comprometimento radicular.
- A língua é de cor violeta escura (devido à estagnação de Sangue) e pode apresentar pontos avermelhados.
- O pulso radial encontra-se duro ou tenso.

Etiologia - lesões dos músculos, tendões e ligamentos por má postura, esforço físico excessivo ou trauma, causam estagnação de *Qi* e Sangue no local.

Explicação - a lesão dos músculos, tendões e ligamentos, por trauma ou postura errada, retarda a circulação de *Qi* e Sangue no local e provoca a dor fixa. A língua de cor púrpura escura indica a estagnação de Sangue e o pulso em corda está associado à dor intensa.

Tratamento - consiste em remover a estagnação de *Qi* e Sangue do local.

Os acupontos escolhidos são:
- VG-26 (Shuigou) - normaliza a função do Du mai e diminui a rigidez lombar. Promove o equilíbrio de Yin e Yang.
- VG-15 (Yamen) - desobstrui o Du mai e alivia a dor lombar.
- ID-3 (Houxi) - acuponto de abertura do Du mai que é muito eficaz para tratar a dor causada pela torção.
- F-4 (Zhongfeng) - alivia a dor na região lombar.
- R-2 (Rangu) - estabiliza o *Qi* do Rim.
- B-40 (Weizhong) - relaxa os músculos e tendões da região lombar.
- B-23 (Shenshu) - fortalece a "moradia do Rim" que é a região lombar.

- Yaotongxue (Extra) - acuponto específico para lumbago (dor lombar aguda).
- Shiquizhuixia (Extra)* - alivia a dor na região lombar e lombossacra.

Martelar a região ou área dolorosa com martelo de sete estrelas e sangrar o B-40 (Weizhong), utilizando ventosa.

YAMAMURA (1993), recomenda acrescentar os acupontos VB-20 (Fengchi), IG-4 (Hegu) e B-60 (Kunlun) para o tratamento da lombalgia aguda intolerável.

Nota: na recuperação da lombalgia aguda por torção, o repouso é fundamental, bem como o uso de faixas e cintos ortopédicos.

LOMBALGIA CRÔNICA

- Agrava com o esforço e melhora com o repouso.
- Acompanha sudorese noturna, boca ressecada à noite, urina escassa e constipação.
- O paciente acorda muitas vezes à noite (insônia).
- Depressão e desânimo.
- A língua é avermelhada e sem cobertura.
- Apresentam rubor facial.
- O pulso radial é fino e acelerado.
- Acorda melhor e piora no decorrer do dia com o esforço físico.

Etiologia - deficiência de Yin do Rim** associada à invasão do vento frio e seguida de estagnação de Qi e de Sangue.

---

* Shiquizhuixia (Extra) - localiza-se na região lombar, abaixo do processo espinhoso da quinta vértebra lombar.
** A lombalgia por deficiência de Yin do Rim será descrita com detalhes mais adiante.

Explicação - a região lombar é a moradia do Rim. Na deficiência prolongada de Yin do Rim, surge a lombalgia crônica acompanhada de outras manifestações ligadas a essa deficiência, como boca ressecada à noite, insônia, sudorese noturna, etc.

Tratamento - MACIOCIA (1994), recomenda uma seqüência de tratamento muito eficaz para lombalgia crônica, utilizando inicialmente os Vasos Extraordinários.

Para o Homem

Acupontos dos Vasos Extraordinários

- ID-3 (Houxi) esquerdo (Du mai).
- B-62 (Shenmen) direito (Yang qiao mai).
- B-62 (Shenmen) esquerdo (Yang qiao mai).
- ID-3 (Houxi) direito (Du mai).

Acupontos distais

- B-60 (Kunlun).
- R-4 (Dazhong) - indicado para tratar dor na região lombossacra.
- BP-3 (Taibai) - acuponto Terra do Baço-pâncreas; uma vez sedado, tonifica o Rim (Água).
- VG-20 (Baihui) - acuponto distal do Du mai que trata a dor lombar baixa.
- C-7 (Shenmen) - acalma e relaxa a mente e alivia o espasmo.
- B-40 (Weizhong) - trata a dor que irradia para nádega.

Acupontos locais

- B-23 (Shenshu) - tonifica o Yin do Rim.
- B-26 (Guanyuanshu) - eficaz no tratamento de dor lombar.
- Thunzhong (Extra)* - é um acuponto extremamente efetivo para tratar dor na região glútea.

---

* Thunzhong (Extra) - localiza-se no meio da nádega.

Para a Mulher

Acupontos dos Vasos Extraordinários

- ID-3 (Houxi) direito (Du mai).
- B-62 (Shenmen) esquerdo (Yang qiao mai).
- P-7 (Lieque) esquerdo (Ren mai).
- R-6 (Zhaohai) direito (Yin qiao mai).
- B-62 (Shenmen) direito (Yang qiao mai).
- ID-3 (Houxi) esquerdo (Du mai).

Os acupontos distais e locais seguem a mesma seqüência utilizada no tratamento de lombalgia crônica no homem.

Nota: quando a lombalgia crônica não melhorar com a Acupuntura, deve-se utilizar a Moxabustão nos acupontos B-23 (Shenshu), VG-4 (Mingmen), VG-3 (Yaoyangquan) e E-36 (Zusanli).

LOMBALGIA COM SENSAÇÃO DE CALOR NO LOCAL

- Os pacientes queixam-se de dor com sensação de calor na região lombar.
- A dor irradia-se para as nádegas.
- Acompanha fraqueza nos membros inferiores.
- Os pacientes apresentam irritabilidade e queixam-se de sede e sensação de gosto amargo na boca.
- A urina pode estar concentrada, escassa (oligúria) e apresentar disúria (dor à micção).
- A língua é avermelhada com saburra amarela e pegajosa.
- O pulso radial é rápido.

Etiologia - acúmulo interno de umidade-calor.

Explicação - a umidade-calor acumulada no interior, na região lombar e no Aquecedor inferior (Bexiga) obstrui os Canais e Colaterais de energia e provocam a dor lombar.

Existe uma relação muito estreita entre o Rim e sua víscera acoplada que é a Bexiga. A deficiência de Yin do Rim, a deficiência de *Qi* do Fígado pode originar o Fogo do Fígado e isso explica a irritabilidade e a sensação subjetiva de gosto amargo na boca. O Fogo resultante pode mover-se para o Aquecedor inferior e afetar a Bexiga, causando a oligúria e até disúria.

A dor em queimação que desce para as nádegas, a língua vermelha com saburra amarelada e o pulso radial rápido são devidos ao calor acumulado no interior.

Tratamento - consiste em fazer circular o *Qi* do Rim e da Bexiga e eliminar a umidade-calor do Aquecedor inferior e da região lombar.

Os acupontos selecionados são:

- B-23 (Shenshu) - fortalece o Rim e harmoniza as vias da água.
- B-28 (Pangguangshu) - dispersa a umidade-calor do Aquecedor inferior.
- VC-3 (Zhongji) - dispersa a umidade-calor do Aquecedor inferior.
- BP-9 (Yinlingquan) - dispersa a umidade-calor.
- PB-6 (Sanyinjiao) - dispersa a umidade-calor.

Nota: a cistite, a prostatite, são padrões de doenças comuns que se enquadram na patologia de umidade-calor no Aquecedor inferior (Bexiga).

Lombalgia Causada por Deficiência de Yang do Rim

- A dor lombar é de pouca intensidade, porém persistente.
- Acompanha a fraqueza na região lombar e nos joelhos.
- A dor alivia com o calor e pressão (sente bem-estar quando massageia).
- Pode acompanhar impotência sexual, espermatorréia e infertilidade.
- Acompanha edema nos membros inferiores.

- Também pode sofrer de incontinência urinária e poliúria.
- Sente friagem nos pés (deficiência de Yang) e tem que dormir usando "meias grossas".
- Piora no inverno e com o tempo frio (não tolera vento frio).
- A língua é pálida, com saburra fina e branca.
- O pulso radial é profundo e fino.

Etiologia - deficiência de Yang do Rim.

Explicação - o Yang do Rim estando deficiente não consegue aquecer a região lombar. Por isso, o paciente apresenta terror ao frio e pés frios. A deficiência de Yang do Rim causa palidez no rosto, língua pálida com saburra fina e branca. O Yang do Rim sendo insuficiente, não consegue conter a urina e por isso há incontinência urinária e poliúria.

Tratamento - consiste em fortalecer ou tonificar o Yang do Rim. Os acupontos escolhidos são:
- B-23 (Shenshu) - tonifica o Qi do Rim.
- VG-4 (Mingmen) - fortalece o Qi do Rim e a coluna lombar.
- B-52 (Zhishi) - tonifica o Qi e a Essência do Rim.
- R-7 (Fuliu) - tonifica o Qi do Rim.
- R-3 (Taixi) - aumenta o Yang do Rim.
- VC-4 (Guanyuan) - fortalece o Yang do Rim.
- VC-6 (Qihai) - restaura o colapso do Yang.

Nota: o hipotireoidismo tem estreita relação com a deficiência de Yang do Rim e pode ser tratado com os acupontos acima.

LOMBALGIA CAUSADA POR DEFICIÊNCIA DE YIN DO RIM

- A dor lombar é de pouca intensidade, porém permanente.
- Acompanha fraqueza e dor nos joelhos.
- Apresenta rubor facial, sede e ressecamento da boca e garganta.
- O paciente queixa-se de calor na palma das mãos e na planta dos pés.

- Relata transpiração noturna (paciente põe e tira o cobertor à noite).
- O paciente queixa-se de amnésia, insônia no meio da noite e irritabilidade.
- Pode acompanhar constipação intestinal, espermatorréia, ejaculação precoce, metrorragias, oligomenorréia e oligúria.
- Pode surgir visão turva, tontura e vertigem.
- A língua torna-se vermelha com pouco ou sem revestimento, às vezes rachada (gretada).
- O pulso radial é fino e rápido.

Etiologia - deficiência de Yin do Rim e aumento do Fogo do Fígado.

Explicação - quando o Yin do Rim está deficiente, a água do Rim fica impossibilitada de ascender para reduzir o Fogo do Fígado e do Coração. Por isso, surge a insônia, irritabilidade e rubor facial.

A deficiência de Yin do Rim causa o aumento do calor interno, e como conseqüência, surgem a sede, boca e garganta ressecada, transpiração noturna, oligúria, constipação intestinal, etc.

A língua vermelha com pouco revestimento e o pulso fino e rápido são sinais característicos da insuficiência de Yin, com predominância de Yang.

Tratamento - consiste em tonificar o Yin do Rim.

Os acupontos selecionados são:
- B-23 (Shenshu) - tonifica o Rim.
- B-52 (Zhishi) - tonifica o *Qi* e a Essência do Rim.
- R-3 (Taixi) - fortalece o Yin do Rim.
- R-6 (Zhaohai) - fortalece o Yin do Rim e elimina o calor.
- VC-4 (Guanyuan) - tonifica tanto o Yin como o Yang do Rim.
- VC-6 (Qihai) - tonifica tanto o Yin como o Yang do Rim.
- BP-6 (Sanyinjiao) - encontro dos três Yin (do Rim, Fígado e Baço-Pâncreas).

- R-1 (Yongquan) - tonifica o Yin do Rim e acalma o Shen.
- R-2 (Rangu) - estabiliza o Qi do Rim.

Nota: o hipertireoidismo apresenta sintomas semelhantes aos de deficiência de Yin do Rim e pode ser tratado com os acupontos acima.

Lombalgia Causada por Constipação Intestinal Crônica

- O paciente com queixa de prisão de ventre de longa data.
- A constipação intestinal dura vários dias (cinco a sete dias ou mais)*.
- As fezes são duras e ressecadas.
- O paciente relata a necessidade de utilizar medicamentos laxativos.
- A dor lombar é profunda e localiza-se ao nível entre a quarta e quinta vértebras lombar.

Etiologia - invasão de calor perverso, ingestão de alimentos quentes, perda de líquidos orgânicos (plenitude de calor que consome os líquidos orgânicos) ou devido às doenças prolongadas que consomem o Qi e o Sangue e ocorre mais nos idosos com deficiência de Qi, de Sangue e de líquidos orgânicos.

Explicação - a dor lombar manifesta-se mais ao nível entre a quarta e quinta vértebras lombar, porque nesta altura encontra-se o acuponto B-25 (Dachangshu), que é o acuponto Shu do Intestino Grosso, cuja energia está afetada e manifesta-se com sensação dolorosa a esse nível. MANN (1972) relacionou as doenças do cólon ascendente com a dor lombar ao nível do B-25 (Dachangshu), que é o acuponto Shu do Intestino Grosso, e recomenda o tratamento com Acupuntura associada à manipulação vertebral.

Tratamento - consiste em melhorar o trânsito intestinal eliminando o calor perverso e tonificar o Intestino Grosso.

---

*Nem toda constipação resulta em dor lombar.

Os acupontos selecionados são:

- B-25 (Dachangshu) e B-21 (Weishu) - em tonificação.
- B-27 (Xiaochangshu) - em sedação.
- IG-11 (Quchi) e E-36 (Zusanli) - em tonificação.
- IG-5 (Yangxi) e ID-5 (Yanggu) - em sedação.
- E-25 (Tianshu), TA-6 (Zhigou) e E-37 (Shangjuxu) - tonificam o Intestino Grosso.
- IG-11 (Quchi) e IG-4 (Hegu) - se a constipação é devido ao excesso de calor perverso.
- B-20 (Pishu), B-21 (Weishu) e E-36 (Zusanli) - tonificam o *Qi* e o Sangue.
- VC-8 (Shenque) e VC-6 (Qihai) - são utilizados para aquecer o frio. A Moxabustão é recomendada neste último caso.

Nota: na constipação intestinal crônica é muito importante investigar se a causa é orgânica ou funcional. É fundamental o paciente ser avaliado também pelo Gastroenterologista e Proctologista.

LOMBALGIA CAUSADA POR DISTÚRBIO DO ESTÔMAGO

- É uma dorsolombalgia localizada na altura da vértebra torácica T_{12} e lombar L_1, e suas adjacências.
- Acompanham distúrbios gástricos como má digestão, pirose, etc.
- O pulso radial é profundo e em corda, ou profundo e fraco.
- A língua pode apresentar saburra espessa e pegajosa, ou fina e branca.

Etiologia - se predomina o fogo do Fígado invadindo o Estômago (dor aguda paroxística, com distensão abdominal, náusea, pirose, pulso profundo, etc.), e retenção de alimentos no Estômago (dor epigástrica que agrava com pressão e após a alimentação, perda de apetite, arroto fétido, a língua apresenta saburra espessa e pegajosa, o pulso é profundo e em corda). Se predomina a deficiência de Qi do Estômago com estagnação de frio (dor surda, fraqueza geral, dor epigástrica que alivia com pressão e calor, a língua apresenta saburra fina e branca e o pulso é profundo e fraco).

Explicação - a dorsolombalgia localiza-se mais ao nível entre a vértebra torácica T_{12} e lombar L_1 e suas adjacências, pois nesta altura encontra-se os acupontos Back-Shu do Estômago (Weishu), cuja energia está afetada e manifestação dolorosa aparece a esse nível.

No Su Wen, Capítulo 41, está descrito que a lombalgia causada pelo acometimento do Canal de Energia do Estômago dificulta a rotação do corpo (não consegue olhar para trás).

Tratamento - visa equilibrar a energia do Estômago eliminando distúrbios gástricos causados pelo Fogo do Fígado, que ataca o Estômago, retenção de alimentos e tonificar o Qi do Estômago.

Os acupontos selecionados são:
- VC-12 (Zhongwan), CS-6 (Neiguan) e E-36 (Zusanli) - são acupontos para o tratamento geral de distúrbios gástricos.
- B-21 (Weishu) - é o acuponto Back-Shu do Estômago, tonifica o Qi do Estômago.
- F-2 (Xingjian) e F-3 (Taichong) - sedam o Fogo do Fígado.
- F-13 (Zhangmen) e E-44 (Neiting) - promovem a digestão e elimina a retenção de alimentos.
- B-20 (Pishu), VC-6 (Qihai) e BP-4 (Gongsun) - tonificam o Qi do Estômago.

Nota: é necessário acrescentar uma avaliação do gastroenterologista, uma vez que deve descartar a existência de úlceras pépticas, neoplasias, etc.

Lombalgia Causada por Distúrbio do Fígado e Vesícula Biliar

- A dorsolombalgia aparece lateralmente, ao nível das vértebras torácicas T_9 e T_{10}, e também sobre as apófises espinhosas das vértebras T_8, T_9, T_{10}, T_{11} e T_{12}.

- Acompanha o mal humor, irritabilidade, cansaço, insônia ou sonolência, sensação de gosto amargo na boca, falta de apetite, flatulência, etc.
- Pode surgir crises álgicas à noite ou de madrugada (típica de colelitíase).
- O pulso radial é tenso, rápido e escorregadio.
- A língua é vermelha com revestimento viscoso e amarelo.

No *Su Wen,* Capítulo 41, está escrito: "*a lombalgia da Vesícula Biliar parece com as picadas das agulhas na pele e se propaga dificultando os movimentos do tronco, como a flexão, extensão e rotação*".

Etiologia - presença de umidade-calor no Fígado e Vesícula Biliar.

Explicação - o consumo de alimentos gordurosos em excesso, ingestão de álcool, provoca o acúmulo de umidade-calor. O calor concentra a bile e propicia a formação de litíases.

A dorsolombalgia manifesta-se lateralmente ao nível entre as vértebras torácicas T_9 e T_{10} e T_{10} e T_{11}, uma vez que, nessa altura existem os acupontos Back-Shu do Fígado e da Vesícula Biliar, respectivamente.

Tratamento - visa equilibrar a energia do Fígado e da Vesícula Biliar, respectivamente.

Os acupontos indicados para o tratamento são:
- VB-34 (Yanglingquan) - trata as patologias do Fígado e da Vesícula Biliar.
- B-18 (Ganshu) e B-19 (Danshu) - são os acupontos Back-Shu do Fígado e da Vesícula Biliar, respectivamente, que tratam as patologias dos mesmos.
- VG-8 (Jinsuo) - é o acuponto local que tem influência sobre o Fígado.
- Dannangxue (Extra) - utilizado para aliviar a dor causada por colecistite e litíase biliar.

Nota: a colecistite e colelitíase, com tendência a agravar, devem ser avaliadas pelo especialista, e se necessário, realizar a remoção cirúrgica.

Lombalgia Causada por Litíase Renal

- A dor é causada pela obstrução intrínseca do sistema pielocalicial.
- A dor lombar geralmente é unilateral, podendo irradiar-se para o flanco, fossa ilíaca, testículos ou grandes lábios e face interna da coxa.
- Costuma aparecer de modo súbito, seja espontaneamente, ou depois de uma grande movimentação do corpo, como correr, saltar, montar a cavalo, etc.
- A dor aparece na forma de cólica (a dor aumenta e diminui de intensidade, durante períodos de 5 a 30 minutos).
- A sensação dolorosa é como se apertasse alguma coisa no interior do abdômen.
- Outros sintomas como: náuseas, vômitos, calafrios, disúria, hematúria, etc., podem estar presentes.

Etiologia - é devido à precipitação de sais ou constituintes renais em torno de um núcleo ou matriz, que são relativamente insolúveis.

Os constituintes mais freqüentes são: cálcio, oxalato, ácido úrico, cistina, etc.

Explicação - segundo a Medicina Tradicional Chinesa, o cálculo renal é causado pela presença de umidade-calor que se acumulou no aquecedor inferior.

Tratamento - consiste em eliminar a umidade-calor e aliviar a dor.

Nota: os cálculos maiores (7,0 mm) são mais difíceis de serem eliminados pelas vias urinárias. Portanto, há necessidade de recorrer aos outros métodos para desobstruir o sistema pielocalicial. Pode-se associar a "Litotripsia" com a Acupuntura.

Os acupontos indicados para o tratamento são:
- B-23 (Shenshu) - tonifica o Qi do Rim.

- B-52 (Zhishi) - harmoniza a via das águas.
- R-3 (Taixi) - harmoniza a via das águas.
- BP-6 (Sanyinjiao) - harmoniza a via das águas.

Nota: é preciso ter muita cautela com doenças do retroperitônio, como pielonefrite aguda e crônica, abscessos renais e perirrenais, tumores renais, trombose da via renal, etc., que também podem causar dor lombar e necessita de atendimento médico emergencial.

MACIOCIA (1994) recomenda os seguintes acupontos para cólica renal: B-22 (Sanjiaoshu), B-28 (Pangguangshu), VC-3 (Zhongji), B-39 (Weiyang), BP-6 (Sanyinjiao), B-63 (Jinmen), R-2 (Rangu) e VC-6 (Qihai).

LOMBALGIA QUE ACOMPANHA O PROLAPSO DO ÚTERO

- A dor lombar acompanha a sensação de peso na parte inferior do abdômen.
- A freqüência urinária pode estar aumentada e com incontinência urinária.
- O paciente queixa-se de cansaço, pouco apetite, depressão, etc.
- A língua é pálida e o pulso radial fraco.

Etiologia - deficiência de *Qi* do Baço.

Explicação - uma das funções importantes do Baço é manter os órgãos fixos no interior do corpo. Se há deficiência de *Qi* e Yang do Baço, poderá haver ptose de vários órgãos, principalmente os situados no assoalho pélvico, como Útero, Bexiga e Reto.

Tratamento - consiste em tonificar o *Qi* do Baço.
Os acupontos selecionados são:
- VG-20 (Baihui) - eleva o *Qi* e o Yang do Baço para tratar o prolapso.

- VC-12 (Zhongwan), E-36 (Zusanli), BP-3 (Taibai), BP-6 (Sanyinjiao) e B-20 (Pishu) - tonificam o Baço.
- VC-6 (Qihai) - tonifica e eleva o Qi.
- VB-28 (Weidao) - é o acuponto de encontro do Dai mai que eleva o Qi e suspende o Útero (inserir agulha horizontalmente em direção à linha mediana).
- Zigong (Extra)* - fortalece o útero.

Nota: a Acupuntura é eficaz no tratamento de prolapso do útero de grau I, mas sempre é necessário que a paciente seja assistida pela Ginecologia.

---

* Zigong (Extra) situa-se a 3 cun lateral a VC-3 (Zhongji).

Desativação dos "Pontos-Gatilho" e Dessensibilização Segmentar

8

O tratamento de dor nas costas pode ser feito também com a desativação dos "pontos-gatilho" e dessensibilização segmentar paravertebral.

Essa combinação oferece resultados terapêuticos fantásticos, pois associa as duas técnicas, ambas muito eficazes. Essas duas técnicas, ainda, podem ser utilizadas em conjunto com a Medicina Tradicional Chinesa.

A dor nas costas pode ser devido a várias causas, mas a mais comum é a causada pela ativação primária e secundária dos "pontos-gatilho" miofasciais das musculaturas paravertebrais*.

Segundo BALDRY (2002) a maioria dos casos de dor nas costas do tipo mecânica é predominantemente muscular em sua origem e emana de "pontos-gatilho" miofasciais que podem ser identificados apenas por meio de exame físico sistemático dos músculos.

Se há suspeita de que a dor nas costas seja de origem neurogênica, deve-se escolher com critério exames radiográficos, tomografia computadorizada e/ou imagens por ressonância magnética, lembran-

---

* "Pontos-gatilho" miofascial descrito primeiramente por STEIDER (1959).

do que esses procedimentos são dispendiosos, portanto, devem ser requisitados após uma investigação clínica minuciosa.

Se constatar que a dor nas costas é de origem músculo-esquelética (síndrome dolorosa dos músculos paravertebrais) a agulha de Acupuntura desempenha um papel insuperável (agulhamento seco). Mesmo nas radiculopatias o relaxamento dos músculos paravertebrais contraídos proporciona um certo alívio da dor, mas esses casos devem ser bem avaliados e, se necessário (se houver recorrências), submeter a uma descompressão cirúrgica sem demora para não causar dano neurológico.

Assim, para obter um sucesso maior, primeiro desativar os "pontos-gatilho" miofasciais dos músculos afetados e depois utilizar a técnica de Acupuntura Segmentar para consolidar o resultado do tratamento. Para realizar esse tipo de tratamento o ideal é antes de tudo discutir o tipo de dor lombar.

DOR LOMBAR CRÔNICA DE CAUSA NÃO MECÂNICA

Embora ocorra relativamente numa porcentagem bem menor, esse tipo de dor lombar crônica requer muito cuidado. A dor não tem relação com a atividade física, costuma ser persistente, contínua e evolui de forma insidiosa. São obrigatórias as investigações, incluindo radiografias e imagens por ressonância nuclear magnética para excluir neoplasias. Se constatar a presença de neoplasia não tem indicação para ser tratada com Acupuntura.

DOR LOMBAR CRÔNICA DE CAUSA MECÂNICA

É a dor crônica mais comum que agrava com o movimento e melhora com o repouso. A velocidade de hemossedimentação (VHS) é normal. As imagens de raio X obtidas de pacientes acima de 40 anos podem mostrar espondilose (alterações nos discos intervertebrais e nas articulações facetárias). A espondilose nem sempre é a responsável principal da dor lombar. Antigamente, equivocadamente, admitia-se que a espondilose era a principal causa responsável pela dor lombar com ou sem irradiação para o membro inferior. Então, a maioria da dor lombar crônica não tem origem na coluna lombar, mas sim, na ativação e sensibilização de origem traumática dos neurônios nociceptivos de "pontos-gatilho" localizados nos músculos.

Uma minoria, talvez 1% de dor lombar crônica, seja responsável pela dor neurogênica, isto é, a dor irradia para perna no trajeto do nervo ciático (isquiático), causando uma deficiência neurológica.

A dor lombar crônica que evolui como resultado de ativação primária de "pontos-gatilho" miofasciais pode apresentar resposta relativamente rápida ao tratamento com Acupuntura.

A espondilolistese (deslocamento de uma vértebra sobre a outra), mais comum em mulheres, ocorre predominantemente em L_4 sobre o L_5 e quando as alterações degenerativas da coluna dão origem a estenose do canal central ou do canal da raiz lateral surge a dor lombar crônica com irradiação para perna, seguindo o trajeto do nervo ciático (isquiático).

DOR LOMBAR AGUDA DE CAUSA MECÂNICA

A dor lombar aguda de causa mecânica é essencialmente de natureza nociceptiva. Resulta da sensibilização e ativação traumática de neurônios nociceptivos aferentes do tipo C dos "pontos-gatilho" situados nos músculos. Pode desenvolver-se com o deslocamento posterior traumático de uma vértebra que atinge os neurônios nociceptivos situados na face anterior da dura-máter ou um prolapso parcial do disco intervertebral pode causar pressão sobre os neurônios nociceptivos da bainha dural que envolve as raízes nervosas nos forames intervertebrais (WYKE, 1980). A dor produzida em conseqüência da estimulação dos neurônios nociceptivos da dura-máter provoca ativação dos "pontos-gatilho" miofasciais da musculatura paravertebral. A desativação desses "pontos-gatilho" com agulhamento seco pode causar um alívio da dor lombar.

Se os "pontos-gatilho" da coxa, isto é, "pontos-gatilho" dos músculos semitendinoso e semimembranoso estiverem ativados, o teste de Lasègue será positivo.

Dor Lombar Aguda Neurogênica do Tipo Mecânica

Esse tipo de lombalgia aguda afeta também a perna e representa mais ou menos 1% da dor lombar. A dor é de origem neurogênica e irradia para a perna seguindo o trajeto do nervo ciático (isquiático). O teste de Lasègue é positivo e há déficit neurológico. O espasmo muscular decorrente de dor é responsável pela ativação dos "pontos-gatilho". Na maioria dos casos a dor pode regredir espontaneamente ou com repouso. Pode-se ajudar a desativação dos "pontos-gatilho" miofasciais com "agulhamento seco".

Se depois de algumas semanas a dor não aliviar ou se piorar deve-se confirmar o grau de comprometimento do nervo por meio de imagens por ressonância magnética e se submeter a uma descompressão cirúrgica. Esse procedimento não deve demorar para não causar dano neurológico irreversível que possa levar a um tipo de dor intratável (WYINPARRY, 1989), desordem essa conhecida como radiculopatia intrínseca crônica (LA ROCCA, 1992).

Mas se ainda após a descompressão cirúrgica (laminectomia ou outra técnica) a dor persistir é devido à ativação dos "pontos-gatilho" miofasciais, portanto, todos esses pontos devem ser localizados e investigados.

Segundo GUNN (1996), os músculos paravertebrais contraídos podem comprimir o disco intervertebral e provocar estreitamento do forâmen intervertebral. A raiz do nervo pode ficar comprimida por disco abaulado (protusão discal) e passa a sofrer irritação (radiculopatia) que por sua vez novamente contrai os músculos e cria um círculo vicioso que piora cada vez mais o quadro doloroso.

Exploração dos "Pontos-gatilho" Miofasciais nas Costas

A exploração dos "pontos-gatilho" faz-se pela palpação dos músculos paravertebrais. Inicia-se a palpação na altura da nona vértebra dorsal, palpando ao longo do trajeto da coluna vertebral e ao longo das linhas paralela à coluna vertebral. Inicialmente o paciente deve ficar em decúbito lateral de um lado e depois do outro, e a seguir em decúbito ventral com os braços estendidos para cima da cabeça. Para maior conforto deve-se apoiar a cabeça no travesseiro e colocar um outro no flanco.

Segmento Anatômico e Acupuntura Segmentar

Um segmento anatômico consiste de um dermátomo, um miótomo, um esclerótomo e um viscerótomo.

Segundo BEKKERING & VAN BUSSEL (1998), citados por FILSHIE (2002), muitos sintomas e efeitos da Acupuntura podem ser explicados baseados na neuroanatomia e neurofisiologia dos segmentos anatômicos. Um distúrbio de um segmento anatômico pode ser responsável pela manutenção da patologia existente e sem o conhecimento da neuroanatomia e neurofisiologia segmentar e sem a compreensão das interações segmentares através de interneurônios, fica difícil entender a razão pela qual uma enfermidade persiste mesmo depois do tratamento "supostamente correto".

Em se tratando de dores nas costas (cervicalgia, dorsalgia, lombalgia e sacralgia, com ou sem irradiação para os membros superiores e inferiores), é importante conhecer a inervação segmentar dos músculos (miótomo) do pescoço e ombro, braço, tronco e abdômen, perna e inervação segmentar do sistema esquelético (esclerótomo)*.

Na técnica de Acupuntura segmentar pode-se inserir a agulha nos acupontos "Jiaji", uma técnica tão antiga descoberta por HUATO (119-207), seguindo rigorosamente a inervação segmentar dos músculos paravertebrais contraídos ou encurtados.

---

* Veja Acupuntura Médica de Jacqueline Filshie e Adrian White, Roca, 2002.

Dor nas Costas Causadas por Síndrome Dolorosa Miofascial - Generalidades

Entre as numerosas causas da dor lombar, existem as que são de origem muscular ou de sua fáscia (síndrome dolorosa miofascial).

A região lombar é muito rica em músculos, tendões de inserção e de origem desses músculos. Anátomo-funcionalmente, assim como a coluna cervical, a coluna lombar move-se com bastante amplitude (flexão, extensão, lateralidade e rotação) e por isso tanto as estruturas osteoligamentares como as músculo-esqueléticas estão sujeitas às lesões (microlesões).

A dor miofascial ou "Síndrome dolorosa miofascial" é pouco valorizada porque, praticamente não apresentam lesões como nas dores osteoarticulares.

Também, sendo enquadrada dentro das "Síndromes disfuncionais" deve ser diferenciada de Fibromialgia. A diferença básica entre a dor miofascial e fibromialgia, consiste em dor limitada a um grupo definido de músculos na primeira e dor mais generalizada ou difusa na segunda.

Para que possamos entender a dor de origem miofascial é preciso ter noção do que seja o "trigger point" ou "ponto-gatilho".

O "ponto-gatilho" é um pequeno nódulo ou foco de hiperatividade encontrado no músculo (Fig. 39), foco esse existente dentro da "banda de tensão", que é uma pequena faixa de tecido muscular estriado contraído, de consistência endurecida e dolorosa. A banda de tensão, por sua vez é encontrada dentro do próprio tecido muscular estriado normal (relaxado) (Fig. 39). O "ponto-gatilho" miofascial é ativado pelo estresse, alterações climáticas como o vento frio, alterações de pressões atmosféricas e dispara a dor para áreas distantes do corpo, conhecida como "dor referida" (Fig. 40).

A pressão digital ou a penetração de agulha na "banda de tensão" ou no "ponto-gatilho" produz uma resposta "twich" que é uma contração espasmódica passageira da fibra muscular existente dentro dessa banda e desativa o "ponto-gatilho" miofascial.

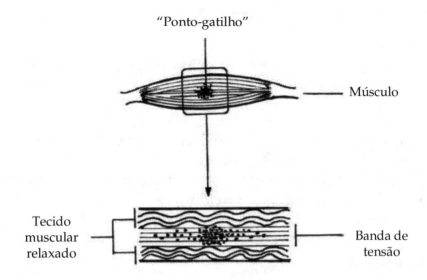

Figura 39 - "Ponto-gatilho", banda de tensão dentro do tecido muscular normal (relaxado).

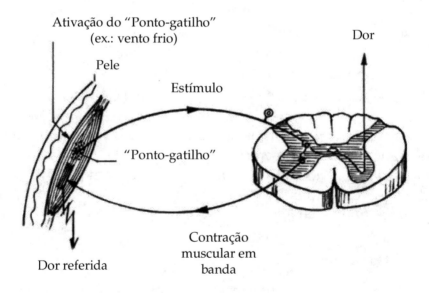

Figura 40 - Ativação do "ponto-gatilho" miofascial. Contratura muscular em banda ou faixa de tensão.

Etiologias da Síndrome Dolorosa Miofascial

Existem inúmeras causas que ativam e perpetuam os "pontos-gatilho" miofasciais: o estresse físico, a má postura, a permanência numa posição por muito tempo, por exemplo sentado, sobrecarga muscular, deficiência nutricional, deficiência de vitaminas do complexo B (B_1, B_6 e B_{12}) e deficiência de vitamina C. O nível adequado de cálcio sérico, potássio, ferro e outros microelementos são necessários para a função normal dos músculos. A anemia também é muito prejudicial ao metabolismo do tecido muscular, tornando-o sensível e vulnerável a ativação dos "pontos-gatilho".

O hipertireoidismo, o hipotireoidismo, a hiperuricemia, a hipoglicemia, a hipóxia, também perpetuam os "pontos-gatilho".

Fatores emocionais (ansiedade e depressão), doenças infecciosas, infestações parasitárias e outros fatores como alergia, doenças viscerais, radiculopatias, etc., são responsáveis pela perpetuação dos "pontos-gatilho".

Traumas físicos diretos, contusões, entorses, cicatrizes tóxicas, lesões por esforços repetidos (LER), também ativam e perpetuam os "pontos-gatilho".

A ativação do "ponto-gatilho" do músculo pode causar uma dor referida unilateralmente.

De acordo com a Medicina Tradicional Chinesa a região lombar é a moradia do Rim e o Canal Principal de Energia da Bexiga e os colaterais têm seus trajetos localizados nas costas. A deficiência de Yang do Rim não permite aquecer a região lombar, tornando-a vulnerável à penetração de vento frio. Tanto o vento frio como o frio provoca a contração dos músculos das costas (ativação dos "pontos-gatilho" miofasciais).

Tratamento

Consiste em desativar esses "pontos-gatilho" miofasciais. Existem várias técnicas capazes de desativar os "pontos-gatilho", como a injeção de anestésicos locais (procaína a 1%), corticosteróides, solução salina, água destilada, vitaminas do complexo B, etc., bem como, agulhamento seco, como a inserção de agulhas de Acupuntura nos "pontos-gatilho"*, pressão digital ou compressão isquêmica sobre o "ponto-gatilho" miofascial.

TRAVELL & RINZLER (1952), citados por BALDRY (1993), descobriram que a injeção de anestésico no "ponto-gatilho" também pode desativá-lo. O anestésico local mais utilizado é Cloridrato de procaína diluída a 1% sem vasoconstritor, na quantidade de 1,0 a 2,0 ml, em cada "ponto-gatilho". No agulhamento seco insere-se a agulha filiforme de Acupuntura em direção ao "ponto-gatilho" e inclinar a agulha em diversas direções até obter uma resposta "twich" já referida anteriormente.

A injeção de água destilada provoca dor no local, sendo recomendado substituí-la por solução salina por ser isotônico.

Após a desativação do "ponto-gatilho" deve-se aconselhar a realizar um alongamento do músculo afetado pela dor referida.

A compressão isquêmica pode ser realizada também colocando-se uma bola de tênis sob o "ponto-gatilho".

Na pressão digital a força de compressão deve ser aumentada gradativamente até conseguir eliminar a dor.

Outras técnicas para desativação dos "pontos-gatilho" como eletroacupuntura, agulhas semipermanentes, podem ser experimentadas, mas elas são mais complexas.

Cuidados necessários

Nos casos em que há necessidade de injetar anestésicos, deve-se ter o cuidado de verificar se o paciente apresenta hipersensibilidade aos mesmos. O anestésico a ser injetado não deve conter adrenalina.

No agulhamento seco deve-se ter o cuidado de esterilizar a agulha e na utilização de agulha longa tomar cuidado para não perfurar a cavidade torácica ou abdominal para não atingir e lesar os órgãos e as vísceras.

---

* Atualmente os médicos acupuntores estão preferindo utilizar agulhamento seco (inserção e agulhas de Acupuntura nos "pontos-gatilho") pela simplicidade e eficácia.

Número de tratamentos

O número de tratamentos varia de indivíduo para indivíduo, de caso para caso, bem como, de acordo com o grau de ativação do "ponto-gatilho" envolvido.

Em geral, um tratamento a cada dois a três dias e depois a cada semana é recomendado. Não há necessidade de continuar o tratamento quando a dor desaparecer completamente.

Para complementar o tratamento deve-se realizar os exercícios de alongamento do músculo afetado.

É imprescindível procurar saber a causa da ativação e perpetuação dos "pontos-gatilho" para poder tratar e obter uma resposta terapêutica mais definitiva*.

Dessensibilização dos segmentos anatômicos correspondentes

Após obter um grande alívio da dor miofascial com agulhamento seco, deve-se realizar a dessensibilização do segmento anatômico, responsável pela inervação dos músculos das costas, através de inserção de agulhas de Acupuntura nos acupontos paravertebrais, situados à distância de 0,8 a 1,0 cun, ao lado da linha mediana dorsal. Curiosamente esses pontos coincidem com os acupontos "Jiaji" de HUATO (119-207). Essa técnica é conhecida como Acupuntura Segmentar, segundo BEKKERING & VAN BUSSEL, citados por FILSHIE (2002) e a dessensibilização segmentar paraespinhal pode ser obtida também com injeção de cloridrato de procaína a 1% nos acupontos paravertebrais.

CERVICALGIA E DORSALGIA CAUSADA PELA SÍNDROME DOLOROSA MIOFASCIAL DO MÚSCULO TRAPÉZIO

Anatomia

O músculo trapézio origina-se no osso occipital, ligamento da nuca e processo espinhoso da 7ª vértebra cervical à 12ª vértebra

---

* Para maiores detalhes deve-se consultar TRAVELL & SIMONS (1983).

torácica e insere no processo acromial e espinha da escápula e terço lateral da clavícula (Fig. 41).

A sua função é elevar e puxar os ombros para trás, girar a escápula, estender a cabeça e puxar a cabeça para o lado. O músculo trapézio tem fibras: superiores, média e baixa.

A inervação é feita pelo nervo acessório.

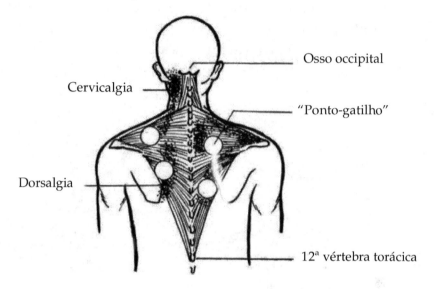

Figura 41 - Músculo trapézio e os principais "pontos-gatilho" relacionados com a cervicalgia e dorsalgia.

Sintomas

O músculo trapézio possui vários "pontos-gatilho", num total de pelo menos sete. Destes, pelo menos quatro "pontos-gatilho" são responsáveis pela dor na região da nuca e nas costas (Fig. 41).

Tratamento

- Agulhamento seco nos "pontos-gatilho" miofasciais correspondentes.
- Dessensibilização dos segmentos anatômicos correspondentes, com inserção de agulhas de acupuntura nos acupontos paravertebrais entre C_2-C_3, C_3-C_4 e C_5-C_6.

Cervicalgia Causada pela Síndrome Dolorosa Miofascial do Músculo Levantador da Escápula

Anatomia

O músculo levantador da escápula origina-se de quatro ou cinco vértebras cervicais superiores e insere no bordo vertebral da escápula, na sua parte superior (Fig. 42).

A sua função é levantar a escápula.

A inervação é feita pelo nervo dorsal da escápula.

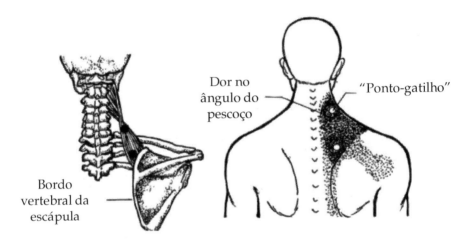

Figura 42 - Músculo levantador da escápula e dor no ângulo do pescoço.

Sintomas

Causa dor intensa no ângulo do pescoço e apresenta dificuldade de rotação da cabeça para o lado afetado.

Tratamento

1. Agulhamento seco no "ponto-gatilho".
2. Dessensibilização dos segmentos anatômicos correspondentes com inserção de agulhas de acupuntura nos acupontos paravertebrais entre C_3-C_4, C_4-C_5 e C_5-C_6.

Dorsalgia Causada pela Síndrome Dolorosa Miofascial do Músculo Rombóide

Anatomia

O músculo rombóide divide-se em menor e maior. O menor origina-se nos processos espinhosos da 7ª vértebra cervical e 1ª vértebra torácica e insere na borda vertebral da escápula e na raiz da espinha da mesma (Fig. 43).

A sua função é retrair e elevar a escápula.

O rombóide maior origina-se nos processos espinhosos das 2ª, 3ª, 4ª e 5ª vértebras torácicas e insere também na borda vertebral da escápula.

A sua função é mover a escápula para trás e para cima, produzindo ligeira rotação.

A inervação é feita pelo nervo dorsal da escápula.

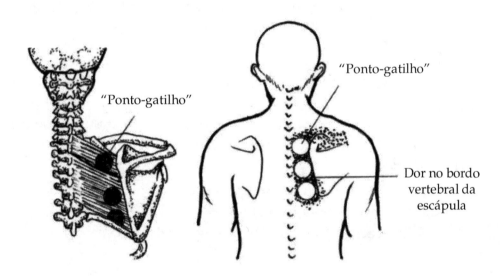

Figura 43 - Músculo rombóide menor e maior e dor ao lado do bordo vertebral da escápula.

Sintomas

A dor se concentra ao lado do bordo vertebral da escápula, sem irradiação para os membros superiores. A dor confunde com a síndrome dolorosa miofascial de levantador da escápula, porém não apresenta restrição a rotação da cabeça.

Tratamento

- Agulhamento seco no "ponto-gatilho" miofascial, com agulha de Acupuntura 0,25 x 40 mm.
- Dessensibilização dos segmentos anatômicos correspondentes, com inserção de agulhas de acupuntura nos acupontos paravertebrais entre C_4-C_5 e C_5-C_6.

DORSALGIA CAUSADA PELA SÍNDROME DOLOROSA MIOFASCIAL DO MÚSCULO SERRÁTIL POSTERIOR SUPERIOR

Anatomia

O músculo serrátil posterior superior localiza-se abaixo do músculo rombóide e origina-se da fáscia da linha média dorsal de C_6, C_7, T_1 e T_2 e insere, através de quatro digitações na superfície de 2ª, 3ª, 4ª e 5ª costelas, logo abaixo do bordo vertebral da escápula (Fig. 44).

A sua função é elevar as costelas acima referidas para expandir o tórax, o que auxilia a inspiração.

A inervação é feita pelo nervo espinhal T_1 a T_4.

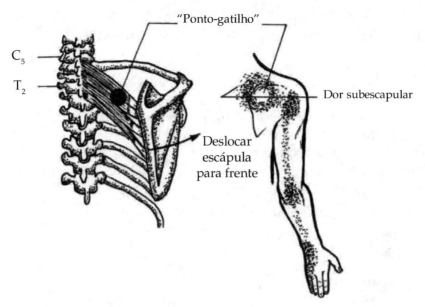

Figura 44 - Músculo serrátil posterior superior. Dor miofascial situada abaixo da porção superior da escápula e irradiando-se para braço, antebraço e mão.

Sintomas

A dor localiza-se profundamente, abaixo da porção superior da escápula e no braço (deltóide, tríceps braquial), antebraço e mão, atingindo o 5º quirodáctilo (Fig. 44).

Não confundir com a síndrome dolorosa miofascial do músculo trapézio (fibras médias) cujo "ponto-gatilho" também situa ao lado do bordo vertebral da escápula, porém na parte mais inferior.

Tratamento

- Agulhamento seco no "ponto-gatilho" miofascial, deslocando a escápula para frente (Fig. 44).
- Dessensibilização dos segmentos anatômicos correspondentes com inserção de agulhas de acupuntura nos acupontos paravertebrais entre T_1-T_2, T_2-T_3, T_3-T_4 e T_4-T_5.

Dorsolombalgia Causada pela Síndrome Dolorosa Miofascial do Músculo Paravertebral Tóraco-lombar

Anatomia

Os músculos paravertebrais são longos e encontrados ao longo da coluna vertebral cervical, torácica e lombar. São os músculos longos da cabeça, pescoço e tórax, como iliocostais cervicais, torácico e lombar, longíssimo torácico, multífidos e rotatores longo e curto, e semi-espinhal.

Esses músculos têm a função de extensão e flexão lateral e são inervados pelos nervos espinhais, ramos cervical, dorsal e lombar.

Sintomas

No comprometimento dos músculos iliocostais a dor referida localiza-se na região dorsal, dorso-lombar e região ilíaca e inguinal e o "ponto-gatilho" encontra-se ao nível da 6ª vértebra torácica ou 11ª vértebra torácica (T_6 ou T_{11}). A dor referida, ainda, pode ser encontrada no meio da região glútea e o "ponto-gatilho" localiza-se abaixo a 12ª costela (Fig. 45).

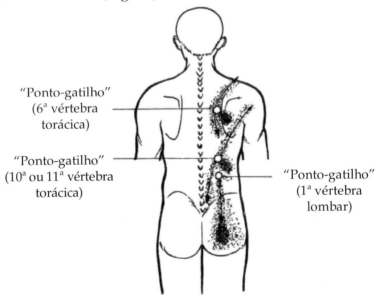

Figura 45 - Dor miofascial ao longo do músculo paravertebral tóraco-lombar.

Quando há o comprometimento do músculo longo do tórax a dor referida situa-se na região da crista ilíaca. O "ponto-gatilho" localiza-se na altura da primeira vértebra lombar (L_1). A dor referida atinge a nádega, enquanto o "ponto-gatilho" se localiza ao nível da 10ª ou 11ª vértebra torácica (Fig. 45).

Se afeta os músculos multífidos e rotatores a dor referida também se localiza na região dorsal ou lombar, dependendo da localização do "ponto-gatilho". Nesse caso as dores estão muito mais próximas à coluna vertebral e são mais profundas.

Se o "ponto-gatilho" situa-se ao nível de T_4-T_5 surge a dorsalgia referida e se o "ponto-gatilho" se encontra ao nível de L_2 surge a lombalgia.

No caso em que o "ponto-gatilho" aparece ao nível de S_1 a dor referida pode ser encontrada na nádega e mais abaixo na face posterior da coxa*.

Deve-se realizar o diagnóstico diferencial com a lombalgia por radiculopatia, pois nesse caso a dor irradia-se para membro inferior e no caso da lombalgia por comprometimento das musculaturas paravertebrais não há irradiação das dores para membros inferiores.

Tratamento

- Agulhamento seco nos "pontos-gatilho" miofasciais.
- Dessensibilização dos segmentos anatômicos correspondentes com inserção de agulhas de acupuntura nos acupontos paravertebrais compreendidos entre C_6 a S_1. Nesse caso, ao invés de inserir agulhas em todos os pontos paravertebrais de C_6 a S_1, deve-se realizar o teste de "Pincez-Roulez", segundo IMAMURA (2002), ou teste de capacidade de rolamento e deslizamento, segundo BEKKERING & VAN BUSSEL (1998), citados por FILSHIE & WHITE (2002), e dessensibilizar somente os segmentos comprometidos.

---

*Para maiores detalhes consulte TRAVELL & SIMONS (1983).

Dor na Parede Ântero-lateral do Tórax Causada pela Síndrome Dolorosa Miofascial do Músculo Serrátil Anterior

Anatomia

O músculo serrátil anterior é composto de três grupos de fibras:

- Fibras que originam da superfície anterior da 1ª e 2ª costelas, no seu ponto médio e inserem no ângulo superior da escápula.
- Fibras que originam da superfície anterior da 2ª, 3ª e 4ª costelas e inserem no bordo vertebral da escápula.
- Fibras que originam da superfície da 5ª, 6ª, 7ª e 8ª costelas e inserem no ângulo inferior da escápula (Fig. 46).

A sua função é movimentar a escápula para cima, para o lado e para a frente.

A inervação é feita pelo nervo torácico longo.

Sintomas

A dor localiza-se abaixo da axila e o "ponto-gatilho" situa-se entre a 5ª e 7ª costelas, um pouco à frente da linha axilar média. Esse ponto coincide com o BP-21 (Dabao) que significa controle geral e serve para tratar dores generalizadas. A dor, às vezes, pode projetar-se para o braço pela face cubital e atingir a palma da mão e 4º e 5º quirodáctilos. Também pode aparecer dor medialmente ao ângulo inferior da escápula.

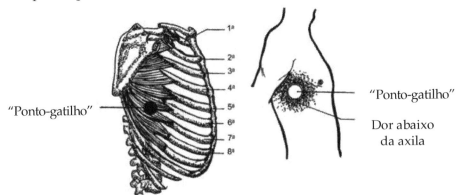

Figura 46 - Músculo serrátil anterior. Dor miofascial localizada abaixo da axila.

Tratamento

- Agulhamento seco no "ponto-gatilho".
- Dessensibilização dos segmentos anatômicos correspondentes com inserção de agulhas de Acupuntura nos acupontos paravertebrais entre C_5-C_6, C_6-C_7, C_7-C_8 e C_8-T_1, com agulhamento seco.

DOR NAS COSTAS CAUSADA PELA SÍNDROME DOLOROSA MIOFASCIAL DO MÚSCULO GRANDE DORSAL

Anatomia

O músculo grande dorsal origina-se da fáscia tóraco-lombar ligada aos processos espinhosos das seis vértebras torácicas inferiores, processos espinhosos das vértebras lombares, crista do sacro, parte posterior a crista ilíaca, superfície externa das quatro costelas inferiores e insere no sulco intertubercular do úmero (Fig. 47A).

A sua função é estender, aduzir e girar o braço medialmente; também puxa o ombro para cima e para trás; eleva o tronco e a pelve (eleva o corpo em direção aos braços durante as escaladas).

A inervação é feita pelo nervo tóraco-dorsal.

Sintomas

A dor se localiza no meio das costas, ao nível do ângulo inferior da escápula. Um dos "pontos-gatilho" se localiza próximo à inserção desse músculo que se situa na dobra axilar posterior.

A dor pode irradiar-se pela face posterior e cubital do braço, antebraço e mão, incluindo o 4° e 5° quirodáctilos (Fig. 47B).

Quando o outro "ponto-gatilho" que se situa mais embaixo ao nível da 12ª costela, está ativado, surge uma dor referida, menos comum, na face anterior do ombro e na região logo abaixo da 12ª costela (Fig. 47C).

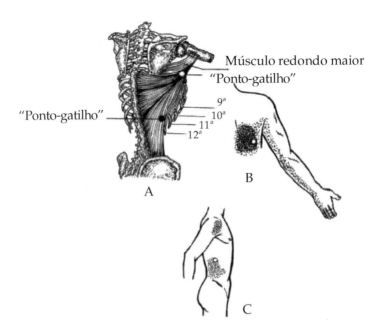

Figura 47 - A) Músculo grande dorsal e os "pontos-gatilho" relacionados com: B) dor no ângulo inferior da escápula, face posterior do braço, face cubital do antebraço e 4º e 5º quirodáctilos; C) dor na face anterior do ombro e na região abaixo da 12ª costela.

Tratamento

- Agulhamento seco nos "pontos-gatilho".
- Dessensibilização dos segmentos anatômicos correspondentes com inserção de agulhas de Acupuntura nos acupontos paravertebrais entre C_6-C_7, C_7-C_8 e C_8-T_1.

DORSALGIA CAUSADA PELA SÍNDROME DOLOROSA MIOFASCIAL DO MÚSCULO SERRÁTIL POSTERIOR INFERIOR

Anatomia

O músculo serrátil posterior inferior origina-se de aponeurose do processo espinhoso da 11ª e 12ª vértebras torácica e 1ª e 2ª vértebras lombar, e insere no bordo inferior da 9ª, 10ª e 12ª costelas (Fig. 48).

A sua função é impedir a subida das costelas acima referidas durante a expiração.

A inervação é feita pelos ramos dos 9º, 10º, 11º e 12º nervos espinhal.

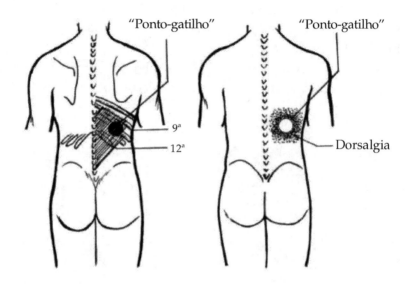

Figura 48 - Músculo serrátil posterior e inferior e o "ponto-gatilho" responsável pela dorsalgia sobre 10ª e 11ª costelas.

Sintomas

A dor localiza-se nas costas sobre as últimas costelas (11ª e 12ª) (Fig. 48).

Tratamento

- Agulhamento seco no "ponto-gatilho" miofascial.
- Dessensibilização dos segmentos anatômicos correspondentes com inserção de agulhas de Acupuntura nos acupontos paravertebrais entre T_9-T_{10}, T_{10}-T_{11}, T_{11}-T_{12} e T_{12}-L_1.

Dor no Quadril Causada pela Síndrome Dolorosa Miofascial do Músculo Quadrado Lombar

Anatomia

O músculo quadrado lombar origina-se da crista ilíaca e insere na última costela e na apófise transversa da 1ª, 2ª, 3ª e 4ª vértebra lombar (Fig. 49A).

A sua função é flexionar o tronco lateralmente. A inervação é feita pelos ramos do 12º nervo torácico e primeiro nervo lombar.

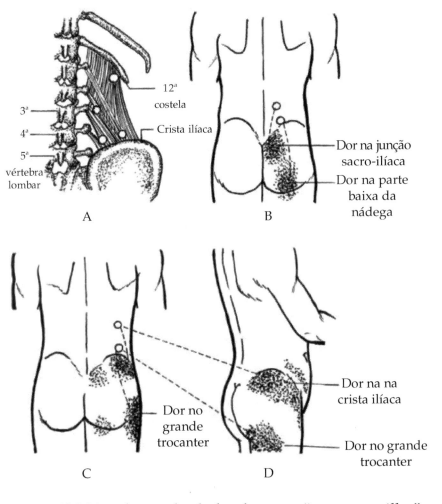

Figura 49 - A) Músculo quadrado lombar e os "pontos-gatilho". B, C, D) Dor nas diferentes áreas do quadril de acordo com o "ponto-gatilho" ativado.

Sintomas

Se o "ponto-gatilho" está situado ao nível da apófise transversa da 3ª vértebra lombar, a dor referida que é muito intensa localiza-se ao nível da junção sacro-ilíaca (Fig. 49B).

Se o "ponto-gatilho" está situado mais abaixo ao nível entre a 4ª e 5ª vértebras lombar, a dor referida localiza-se na parte mais baixa da nádega (Fig. 49B).

Se o "ponto-gatilho" localiza-se acima da crista ilíaca, a dor referida pode ser encontrada no grande trocanter (Fig. 49C). Nesse caso, há uma queixa muito importante que é a incapacidade de deitar em decúbito lateral sobre o lado afetado.

Se o "ponto-gatilho" localiza-se abaixo da 12ª costela a dor referida aparece ao longo da crista ilíaca e pode irradiar-se para o quadrante inferior do abdômen (Fig. 49D).

O diagnóstico baseia-se no aparecimento súbito da dor ao movimento brusco, como levantar da cama pela manhã. A dor é lancinante e unilateral, piorando com o movimento como levantar da cadeira, tosse e espirros. A dor é profunda e aparece quando o paciente fica encurvado por muito tempo ou quando gira o corpo bruscamente como na torção lombar, ou quando tenta pegar um objeto no chão.

A palpação do "ponto-gatilho" também auxilia o diagnóstico.

Tratamento

- Agulhamento seco nos "pontos-gatilho" miofasciais.
- Dessensibilização dos segmentos anatômicos correspondentes com inserção de agulhas de Acupuntura nos acupontos paravertebrais entre T_{12}-L_1, L_1-L_2, L_2-L_3, L_3-L_4 e L_4-L_5.

DOR NA REGIÃO GLÚTEA CAUSADA PELA SÍNDROME DOLOROSA MIOFASCIAL DO MÚSCULO GLÚTEO MÉDIO

Anatomia

O músculo glúteo médio origina-se abaixo da crista ilíaca e insere no tendão forte que se encontra na superfície lateral do trocanter (Fig. 50A).

A sua função é abduzir e girar medialmente a coxa e inclinar a pelve. A inervação é feita pelo nervo glúteo superior.

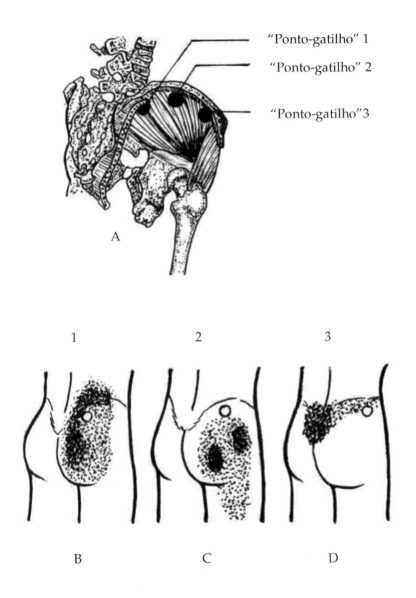

Figura 50 - A) Músculo glúteo médio e os "pontos-gatilho" 1, 2 e 3. B, C, D) Dor nas diferentes áreas da nádega, de acordo com o "ponto-gatilho" ativado.

Sintomas

Quando o "ponto-gatilho" localiza-se na porção medial da crista ilíaca, a dor referida localiza-se na crista ilíaca e na junção sacroilíaca (Fig. 50B).

Se o "ponto-gatilho" localiza-se no meio da crista ilíaca, a dor referida localiza-se na nádega e na parte posterior alta da coxa (Fig. 50C).

Se o "ponto-gatilho" localiza-se mais lateralmente e anteriormente na crista ilíaca, a dor localiza-se na região sacra (sacralgia). A dor nesse caso pode estar bem na linha meridiana do sacro (Fig. 50D).

O paciente queixa-se que não consegue dormir sobre o lado afetado. Dorme em decúbito lateral oposto ou em decúbito dorsal para evitar pressionar o local afetado.

Queixa-se também de dor na região glútea ao caminhar, principalmente se o paciente é portador de neuroma de Morton (uma patologia dos pés) que acaba sobrecarregando o músculo glúteo médio.

Tratamento

- Agulhamento seco nos "pontos-gatilho" miofasciais.
- Dessensibilização dos segmentos anatômicos correspondentes com inserção de agulhas de Acupuntura nos acupontos paravertebrais entre L_4-L_5, L_5-S_1, S_1-S_2 e S_2-S_3.

DOR NA REGIÃO GLÚTEA CAUSADA PELA SÍNDROME DOLOROSA MIOFASCIAL DO MÚSCULO GLÚTEO MÍNIMO

Anatomia

O músculo glúteo mínimo origina-se na superfície lateral do ílio e insere na borda anterior do trocanter maior (Fig. 51A).

Sua função é abduzir e girar medialmente a coxa.

A inervação é feita pelo nervo glúteo superior.

Sintomas

Se os "pontos-gatilho" estão localizados na parte superior do músculo glúteo mínimo, a dor referida é encontrada na parte baixa e média da nádega e atinge a face posterior da coxa e superior da panturrilha (Fig. 51B).

Se os "pontos-gatilho" estão localizados na parte anterior do músculo glúteo mínimo, a dor referida é projetada na parte baixa da nádega e na face lateral da coxa, joelho, perônio e, às vezes, até no tornozelo (Fig. 51C). Raramente a dor atinge o dorso do pé.

A dor é constante e lancinante e o paciente tem dificuldade em deitar ou caminhar normalmente.

Ao deitar sobre o lado afetado o paciente chega a perder o sono. Após sentar na cadeira por um tempo determinado, freqüentemente mostra dificuldade em levantar e estender a coluna.

A localização da dor referida e a palpação dos "pontos-gatilho" auxiliam muito no diagnóstico.

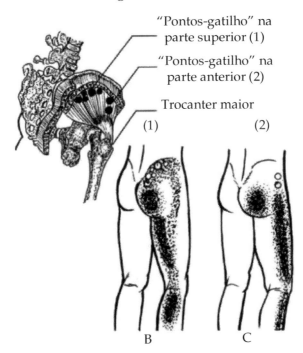

Figura 51 - A) Músculo glúteo mínimo e os "pontos-gatilho" 1 e 2. B) Dor na região da nádega e na face posterior da coxa e perna pela ativação de "pontos-gatilho" 1. C) Dor na região da nádega e na face lateral da coxa e perna pela ativação de "pontos-gatilho" 2.

Tratamento

- Agulhamento seco nos "pontos-gatilho" miofasciais.
- Dessensibilização dos segmentos anatômicos correspondentes com inserção de agulhas de Acupuntura nos acupontos paravertebrais entre L_4-L_5, L_5-S_1, S_1-S_2 e S_2-S_3.

DOR NA REGIÃO DO SACRO COM IRRADIAÇÃO PARA COXA CAUSADA PELA SÍNDROME DOLOROSA MIOFASCIAL DO MÚSCULO PIRIFORME

Anatomia

O músculo piriforme origina-se na face pélvica do sacro, próximo ao 2º, 3º e 4º foramens e insere na parte superior do trocanter maior do fêmur (Fig. 52).

A sua função é realizar rotação lateral da coxa, assim como estabilizar a cabeça do fêmur dentro do acetábulo.

A inervação é feita pelo 1º e 2º nervos sacral.

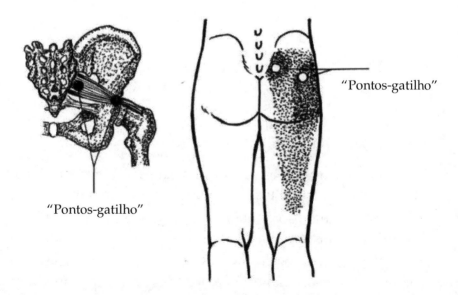

Figura 52 - Músculo piriforme e os "pontos-gatilho" relacionados com dor na junção sacro-ilíaca, nádega e face posterior da coxa.

Sintomas

Um dos "pontos-gatilho" está localizado na junção sacro-ilíaca e a dor também se localiza nessa junção (Fig. 52). Já o outro "ponto-gatilho" pode estar localizado sobre a articulação coxo-femural e a dor referida localiza-se na parte externa da nádega e face posterior da coxa, atingindo o 2/3 superior da mesma (Fig. 52).

O diagnóstico é baseado em sintomas como dor e parestesia na região lombar, virilha, períneo, nádega, quadril, face posterior da coxa, perna, pé e dor no reto, durante a defecação.

A dor agrava quando o paciente permanece sentado por muito tempo e também permanece em flexão, adução e rotação medial da articulação do quadril por muito tempo.

Tratamento

- Agulhamento seco nos "pontos-gatilho" miofasciais.
- Dessensibilização dos segmentos anatômicos correspondentes com inserção de agulhas de Acupuntura nos acupontos paravertebrais entre L_5-S_1, S_1-S_2 e S_2-S_3.

LOMBALGIA CAUSADA PELA SÍNDROME DOLOROSA MIOFASCIAL DO MÚSCULO ILIOPSOAS

Anatomia

O músculo psoas menor origina na 12ª vértebra torácica e na 1ª vértebra lombar e insere na junção do ílio e púbis.

O músculo psoas maior origina nos processos transversos das vértebras lombares e insere no trocanter menor (Fig. 53A).

A função do psoas menor é flexionar o tórax sobre a pelve enquanto a do psoas maior é flexionar e girar a coxa medialmente. A inervação é feita pelo primeiro nervo lombar.

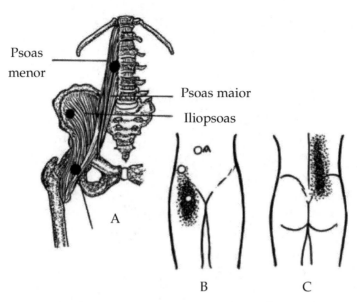

Figura 53 - A) Músculo iliopsoas (psoas menor e maior) e os "pontos-gatilho". B) Dor na face anterior da coxa. C) Dor ao lado da coluna vertebral lombar.

Sintomas

A dor localiza-se ao lado da coluna vertebral lombar e estende-se para a região sacro-ilíaca (Fig. 53B). Também irradia-se para a face anterior da coxa (Fig. 53C).

A pressão exercida pela palpação abdominal, tanto no músculo psoas como no músculo ilíaco no seu "ponto-gatilho" causa dor referida, principalmente na região lombar.

O espasmo do músculo iliopsoas possui um papel relevante nas dores da região lombar.

Segundo RICHARD & SALLE (1996) *"é inútil tratar a coluna lombar sem que o músculo psoas tenha sido liberado, isso é particularmente verdadeiro nas ciatalgias onde o espasmo do músculo psoas é um dos fatores importantes que fixam a protusão discal"*.

Tratamento

- Agulhamento seco nos "pontos-gatilho" miofasciais.
- Dessensibilização dos segmentos anatômicos correspondentes com inserção de agulhas de Acupuntura nos acupontos paravertebrais entre L_1-L_2, L_2-L_3 e L_3-L_4.

Lombalgia Baixa de Origem Alta

Anatomia

O ramo posterior do nervo raquidiano emerge da junção tóraco-lombar entre T_{12} e L_1 e essa raiz é responsável pela inervação da região sacro-ilíaca (Fig. 54A). Também pode apresentar "ponto-gatilho" ao nível do cruzamento entre essa raiz cutânea e a crista ilíaca.

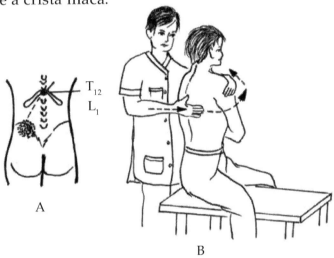

Figura 54 - A) Lombalgia baixa de origem alta entre T_{12}-L_1, segundo MAIGNE (1996). B) Manipulação vertebral com o paciente sentado para o tratamento da fixação vertebral entre T_{12}-L_1.

Sintomas

Causa lombalgia baixa de origem alta, isto é, na transição tóraco-lombar (T_{12}-L_1). Na transição entre a vértebra T_{12} e L_1 ocorre muita fixação, segundo SAKAI (2000), pois as facetas articulares das vértebras que situam acima de T_{12} são horizontais, enquanto as que situam abaixo de L_1 são verticais. Então o ramo posterior do nervo raquidiano que origina dessa transição tóraco-lombar (T_{12} e L_1) sofre irritação quando houver fixação e vai provocar dor lombar baixa ou dor na região sacro-ilíaca, bem como, a dor pode atingir a região inguinal, bolsa escrotal, vulva e dor no baixo ventre. O paciente procura ginecologia, urologia, etc. mas os exames complementares não apresentam alterações.

Tratamento

É feito através da manobra específica de manipulação vertebral com o paciente sentado (Fig. 54B).

Pode ser realizado a dessensibilização do segmento anatômico correspondente (T_{12}-L_1), com inserção de agulha de Acupuntura no ponto paravertebral entre o T_{12} e L_1. Também pode se injetar procaína a 1% na quantidade de 0,1 a 0,2 ml no ponto paravertebral entre T_{12}-L_1.

Dor na Região Sacro-ilíaca Causada pela Síndrome Dolorosa Miofascial do Músculo Solear

Anatomia

O músculo solear origina-se da superfície posterior da cabeça de fíbula e bordo medial da tíbia, e insere no tendão do calcâneo (Fig. 55).

A sua função é fletir o pé e a inervação é feita pelo nervo tibial.

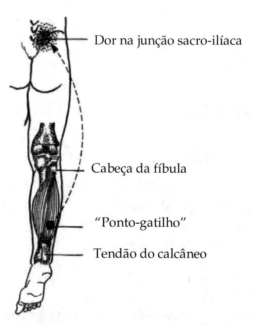

Figura 55 - Dor na junção sacro-ilíaca causada por síndrome dolorosa miofascial do músculo solear, segundo TRAVELL & SIMONS (1983).

Sintomas

Normalmente a síndrome dolorosa miofascial do músculo solear causa dor no tendão do calcâneo e no calcâneo, ou na panturrilha, de acordo com a localização dos "pontos-gatilho".

Em situação rara pode aparecer uma dor na região sacro-ilíaca, provocada por um dos "pontos-gatilho" do músculo solear (Fig. 55).

A dor localiza-se na junção sacro-ilíaca, homolateralmente e o seu "ponto-gatilho" localiza-se distalmente um pouco acima e lateralmente à origem do tendão do calcâneo.

Tratamento

- Consiste em realizar agulhamento seco nos "pontos-gatilho", direcionando a agulha paralelamente aos feixes de músculo solear.
- Dessensibilização dos segmentos anatômicos correspondentes com inserção de agulhas de Acupuntura nos acupontos paravertebrais entre L_5-S_1, S_1-S_2 e S_2-S_3.

DOR NA REGIÃO GLÚTEA CAUSADA PELA SÍNDROME DOLOROSA MIOFASCIAL DO MÚSCULO GLÚTEO MÁXIMO

Anatomia

O músculo glúteo máximo origina-se na linha glútea posterior do ílio e superfície posterior do sacro e cóccix (Fig. 56).

Insere na fáscia lata e tuberosidade glútea.

As suas funções são: estende e gira lateralmente a coxa. Também estende o tronco, previne a flexão brusca do tronco durante a corrida e escalada. É inervada pelo nervo glúteo inferior.

Sintomas

As dores localizam-se na nádega e cóccix.

Os "pontos-gatilho" podem estar presentes em três locais diferentes, como na superfície lateral do sacro (Fig. 56A), sobre a tuberosidade isquiática (Fig. 56B) e lateralmente ao cóccix (Fig. 56C).

A dor agrava quando caminha subindo uma rampa principalmente quando anda encurvado. Piora durante a natação com a água fria e com a posição que provoca a contração da musculatura do glúteo máximo.

Quando o "ponto-gatilho" localiza-se ao nível da tuberosidade isquiática, o paciente sente desconforto quando permanece sentado por muito tempo.

Se o "ponto-gatilho" localiza-se lateralmente ao cóccix aparece a coccixalgia como dor referida e o paciente evita sentar.

Tratamento

- Agulhamento seco nos "pontos-gatilho" miofasciais.
- Dessensibilização dos segmentos anatômicos correspondentes com inserção de agulhas de Acupuntura nos acupontos paravertebrais entre L_4-L_5, L_5-S_1, S_1-S_2 e S_2-S_3.

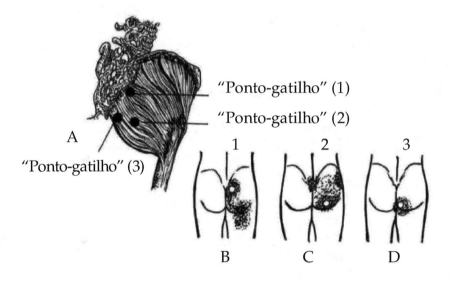

Figura 56 - A) Músculo glúteo máximo e os "pontos-gatilho" 1, 2 e 3. B, C e D) Dor nas diversas regiões da nádega e no cóccix, de acordo com o "ponto-gatilho" ativado.

Cuidados com a Postura
9

A postura é muito importante no nosso dia a dia, seja ao caminhar, no trabalho (em pé, sentado ou carregando peso) e em repouso, a fim de proteger a coluna vertebral.

Ao caminhar procure uma postura mais ereta possível. Imagine que está sendo suspenso por uma linha vertical (Fig. 57) e evite olhar para baixo.

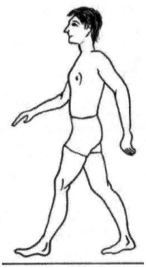

Figura 57 - Postura ereta ao caminhar.

Ao realizar algum trabalho sobre uma mesa evite curvar o corpo e levante o objeto a ser manipulado (Fig. 58). Ao usar o computador, o monitor deve ficar mais ou menos na altura dos olhos. Apóie os braços na mesa (Fig. 59).

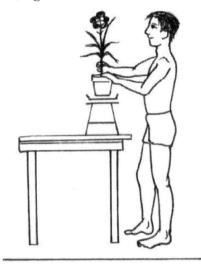

Figura 58 - Evite curvar o corpo e levante o objeto a ser manipulado.

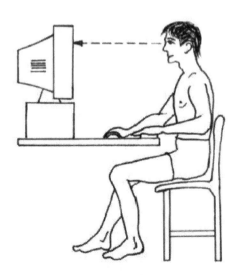

Figura 59 - O monitor deve ficar mais ou menos na altura dos olhos.

Quando sentar numa cadeira, não cruze os membros inferiores e mantenha a coluna vertebral mais ereta possível e os pés devem ser apoiados no chão.

Evite dobrar a coluna para suspender os objetos do chão. Nesse caso, abaixe-se como halterofilista, segure o objeto com duas mãos, flexionando os joelhos (Fig. 60).

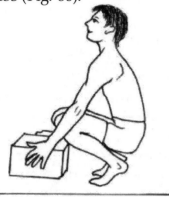

Figura 60 - Evite dobrar a coluna e levante o objeto imitando um halterofilista.

Quando manobrar o carro em "marcha-ré", use o espelho retrovisor ao invés de virar o corpo para trás e torcer o pescoço e o tronco.

Não coloque os objetos de uso constante em prateleiras altas, que ficam acima da nossa cabeça. Quando for necessário fazer isso, suba com cuidado em cima de uma banqueta firme e resistente (Fig. 61).

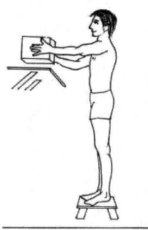

Figura 61 - Suba com cuidado em cima de uma banqueta firme e resistente, caso necessite colocar objetos em prateleiras altas.

Ao fazer a faxina em casa, segure a vassoura na parte mais alta do cabo; use a pá de cabo longo. Evite varrer a casa e o quintal quando há suspeita ou confirmação de discopatia (protrusão discal, hérnia discal e comprometimento da articulação facetária), porque os movimentos de rotação repetitiva da coluna lombar aumentam mais a dor.

Ao lavar a louça encoste o abdômen na pia para melhor equilíbrio e descanse um pé de cada vez no apoio.

Evite deitar ou dormir no sofá, bem como assistir televisão colocada na parede do quarto, sustentada pelo "giro-visão".

Para proteger a coluna vertebral durma de lado (em decúbito lateral direito ou esquerdo) com as pernas encolhidas (Fig. 62). Nesse caso use um travesseiro dobrado ou duplo sob a cabeça para não forçar o pescoço. Dormir em decúbito ventral faz mal à coluna vertebral, principalmente quando o paciente é portador de espondilolistese. Evite levantar da cama pela manhã realizando movimentos bruscos, pois as pessoas idosas costumam sentir tontura e sofrer queda. Levantar devagar também evita uma possível lesão na coluna, como aparecimento de hérnia discal.

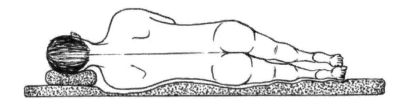

Figura 62 - Durma de lado com as pernas encolhidas.

Exercícios para Fortalecer os Músculos do Pescoço

- Sentado ou em pé, tente esticar o pescoço para cima e puxar os ombros para baixo (Fig. 63).

Figura 63

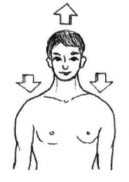

- A seguir incline a cabeça para o lado direito, até atingir um ângulo de aproximadamente 45° (Fig. 64).

Figura 64

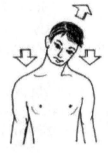

- Faça o mesmo exercício para o lado esquerdo até atingir um ângulo de aproximadamente 45° (Fig. 65).

Figura 65

- Movimente os ombros para frente e para trás, sem mexer a cabeça e o pescoço (Fig. 66).

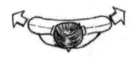

Figura 66

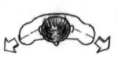

Realize todos os movimentos como se estivesse vencendo uma força oposta. Faça cada exercício nove vezes, com movimentos precisos, lentos e ritmicamente. Esses exercícios não devem ocasionar cansaço excessivo, nem dor.

Exercícios para Fortalecer a Musculatura Dorso-Lombar e Abdominal

Sabe-se que a estabilidade da coluna vertebral lombar é mantida pelo "colete" da musculatura abdominal paravertebral, ligamentos e fáscias.

A lesão das estruturas miofasciais que rodeiam a coluna vertebral lombar, também pode ser uma das causas de dor lombar, ou pode agravar ainda mais as alterações estruturais da própria coluna vertebral.

Em pacientes que sofrem de dor lombar, os músculos extensores lombares são mais fracos do que os músculos flexores lombares. Essa deficiência traduz-se pela quantidade expressiva de infiltração gordurosa nos músculos extensores paravertebrais dorso-lombares, se comparados com outros músculos do tronco, como pode ser observado nas imagens obtidas pela ressonância nuclear magnética ou tomografia computadorizada. O estudo mioelétrico também mostra atividade diminuída nos músculos extensores paravertebrais, quando comparados com outros músculos em indivíduos com dor crônica lombar.

Existem diversas formas de exercícios para fortalecer a musculatura dorso-lombar e abdominal, mas o mais complexo ou trabalhoso, mesmo sendo melhor, as pessoas não o praticam. Por isso, quanto mais simples o exercício, é mais viável.

Abaixo estão as seqüências de exercícios para fortalecer a musculatura dorso-lombar e abdominal:

- Deite em decúbito dorsal na posição de repouso. Inspire profundamente e expire todo o ar contraindo os músculos do abdômen. Repita esse exercício nove* vezes (Fig. 67).

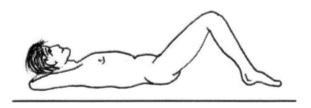

Figura 67

---

* Nove é o máximo dos números ímpares (Yang) e é utilizado para tonificação (fortalecimento).

- Contraia e relaxe os músculos do abdômen. Descanse um pouco e repita o exercício nove vezes (Fig. 68).

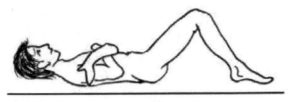

Figura 68

- Contraia os músculos abdominais e glúteos, mantendo o dorso inteiramente apoiado no chão. Descanse um pouco e repita o exercício nove vezes (Fig. 69).

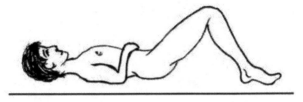

Figura 69

- Segure um dos joelhos, flexionando sobre o tórax, levante a outra perna esticada e abaixe lentamente. Repita o exercício nove vezes em cada perna (Fig. 70).

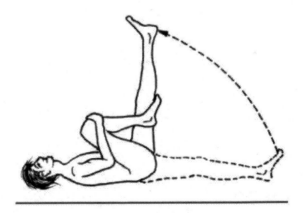

Figura 70

- Segure os dois joelhos com as mãos e dobre sobre o peito. Repita o exercício nove vezes (Fig. 71).

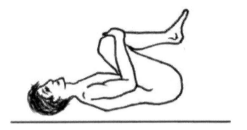

Figura 71

- Coloque uma almofada sob o abdômen e contraia, relaxe os músculos glúteos. Repita o exercício nove vezes (Fig. 72).

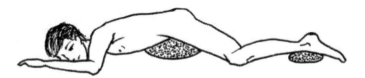

Figura 72

Fatores que Influem na Eficácia da Acupuntura

10

Nesse capítulo serão descritos os fatores que aumentam e os que diminuem a eficácia da Acupuntura. O conhecimento desses fatores, principalmente os que aumentam a eficácia, é importante para obter resultados terapêuticos promissores. O *Qicong*, a dieta quando bem feita, melhoram os resultados terapêuticos da Acupuntura.

Fatores Emocionais

"Fora de qualquer perversão externa... é falta grave para um médico ignorar o estado afetivo de um doente" (*Su Wen*, Capítulo 77).

Se o estado afetivo é bom, isto é, se a pessoa encontra-se livre de preocupação, mesmo estando doente, responde bem ao tratamento. Caso contrário, a Acupuntura pode ser pouco eficaz.

Raiva - faz o *Qi* subir e afeta o Fígado

Os estados emocionais como amargura, fúria, indignação, irritabilidade, ódio, raiva e ressentimento, causam a estagnação de

Qi do Fígado, estagnação de sangue, aumentam o Yang do Fígado e geram o Fogo do Fígado.

Os sinais e sintomas manifestam-se mais na parte alta do corpo, como por exemplo, cefaléia, língua avermelhada, rubor facial, sede, sensação de gosto amargo na boca, tontura, zumbido, etc.

Nem sempre os estados emocionais são aparentes, pois existem pessoas submissas ou reprimidas que guardam os sentimentos de ódio e apresentam depressão mental.

A estagnação de Qi do Fígado pode afetar o Estômago e o Baço pela lei de dominância dos cinco movimentos. Por isso, deve-se evitar discussões, principalmente durante as refeições. As pessoas que sofrem de epigastralgia, resultante de ataque do Fogo do Fígado sobre o Estômago, não serão tão beneficiadas pela Acupuntura e Moxabustão, caso persistirem discutindo durante as refeições.

As pessoas que sofrem de tendinites também devem evitar explosões violentas de fúria, porque a ascensão do Fogo do Fígado prejudica os tendões.

Dentre as queixas femininas, a dismenorréia é das mais freqüentes. Acredita-se que a dor que surge na menstruação ocorre devido à participação de prostaglandinas que produzem contrações da musculatura uterina, com isquemia e hipóxia e conseqüente algia. Na dismenorréia primária ocorre a estagnação de Qi do Fígado e na secundária o comprometimento do Chong mai.

O tratamento visa eliminar a estagnação de Qi do Fígado, harmonizar o Yang do Fígado e dispersar o Fogo do Fígado. A Moxabustão é contra-indicada e o acuponto B-47 (Hunmen) que significa o "portão da alma", é uma ótima escolha entre vários outros acupontos já conhecidos.

Segundo AUN (2005), a utilização de ventosa após a inserção de agulha nesse acuponto traz melhores resultados.

O som que caracteriza essa emoção é "o grito raivoso".

Alegria - em excesso dispersa o *Qi* e afeta o Coração

O que se pretende dizer com "alegria" não é, obviamente um estado saudável de felicidade, mas uma excitação excessiva que pode dispersar o Qi do Coração.

Os sinais e sintomas na deficiência de Qi do Coração são: apatia, cansaço, excitação, palidez, palpitação, pulso vazio, etc.

O Coração é responsável pelo armazenamento do espírito (Shen) e se ficar obstruído pode levar ao extremo de depressão e mania.

O tratamento visa tonificar o *Qi* do Coração. A Moxabustão não é recomendada para esse caso, e o acuponto B-44 (Shentang), que significa "morada da mente", é uma boa escolha entre outros acupontos já conhecidos.

O som que caracteriza essa emoção é o "Riso nervoso".

Preocupação - depaupera o *Qi* e afeta o Baço

O pensamento excessivo, a preocupação, a atividade mental excessiva como estudar demais, causam a deficiência de *Qi* do Baço, prejudicando a sua função de transformação e transporte de alimentos.

Os sinais e sintomas na deficiência de *Qi* do Baço são: anorexia, cansaço no corpo e nos membros inferiores, dificuldade de concentrar para ler e estudar, esquecimento, memória fraca, etc.

Essa condição é comum em estudantes que se preparam para enfrentar exames e apresentam queixas como memória fraca, dificuldade para se concentrar e ler.

O tratamento deve ser realizado no sentido de tonificar o *Qi* do Baço, assim como, evitar os alimentos frios e crus e excesso de alimentos ácidos que dificultam a digestão. Deve-se informar ao paciente que a causa dessa condição é a excessiva preocupação ou excesso de atividade mental, e que será necessário realizar uma higiene mental. A Moxabustão é indicada para tonificar o *Qi* do Baço e o acuponto B-49 (Yishe), que significa "residência da emoção", é uma ótima escolha entre os outros acupontos já conhecidos.

O som que caracteriza essa emoção é a quietude.

Tristeza - dissolve o *Qi* e afeta o Pulmão

A tristeza e a melancolia diminuem o *Qi* do Pulmão.

Os sinais e sintomas de deficiência de *Qi* do Pulmão são: cansaço, choro, depressão, dispnéia, melancolia, tristeza, etc. Essa condição é comum em pessoas que perderam entes queridos por morte.

O tratamento deve ser orientado no sentido de tonificar o *Qi* do Pulmão e a Moxabustão é muito indicada para tal finalidade. O acuponto B-42 (Pohu) que significa "abrigo da alma" é uma ótima escolha entre os outros acupontos já conhecidos.

O som que caracteriza essa emoção é o choro.

Medo - faz o *Qi* descer e afeta o Rim

O excesso de medo provoca a descida do Qi, assim como depaupera o Qi do Rim, causa deficiência de Yang do Rim e perda de firmeza de Qi do Rim.

Os sinais e sintomas mais freqüentes são: a diarréia matinal, ejaculação precoce, enurese, impotência sexual, incontinência urinária, joelhos debilitados, lombalgia, micções freqüentes, palidez, urina clara e abundante, etc.

Essa condição é comum em crianças que se manifestam com enurese noturna devido ao medo e insegurança.

O medo, assim como a raiva, é a emoção mais freqüente e está muito ligado à autopreservação, a vontade (Zhi) ou desejo de viver[50]. Se esse desejo é ameaçado, o Qi do Rim enfraquece e assim surgem os sintomas acima referidos.

O medo pode estar relacionado com uma série de situações como, ficar sozinho, medo de ambiente fechado, de altura, de viajar de avião, metrô, medo de não ser amado, medo do desconhecido, etc.

O estresse contínuo da vida moderna pode gerar um estado crônico de ansiedade e medo. Se os sentimentos de medo e pavor afetam um indivíduo com desarmonia do Rim e do Coração, pode resultar em "Síndrome de pânico", com sensação de dor no peito, morte iminente, taquicardias, etc.

Em suma, todas as emoções fazem parte do ser humano, porém, o excesso de qualquer uma dessas, quando afetam a pessoa por um longo tempo, são prejudiciais e responsáveis pelas doenças.

O tratamento deve ser orientado para tonificar o Qi e o Yang do Rim. A Moxabustão é uma boa opção e o acuponto B-52 (Zishi), que significa "residência da vontade", é uma excelente escolha entre outros acupontos já conhecidos.

Mesmo que as emoções não sejam a causa primária das doenças, a mudança no comportamento emocional para melhor, pode ser responsável pela recuperação mais rápida da enfermidade.

Por isso, os doentes devem receber a informação do médico a respeito de sua emoção e uma vez consciente de que uma determinada emoção está dificultando a sua recuperação, torna-se mais fácil buscar uma solução.

Procedimentos que Aumentam a Eficácia da Acupuntura

1) QICONG

Pacientes que são submetidos ao tratamento pela Acupuntura melhoram muito mais quando praticam o Qicong (Chi Kung). O Qicong também tem sido utilizado pelos praticantes de artes marciais como forma de aumentar o poder das técnicas de luta.

A prática do Qicong disseminou-se intensamente na China durante a década de 80 e a partir daí começou a aparecer no Ocidente. Mas apesar dessa recente aparição, o Qicong é tão antigo que já estava mencionado no Livro Clássico da Medicina Interna do Imperador Amarelo (*Huang-Di, Nei Ching, Su Wen, Ling-Shu*), que foi escrito alguns séculos antes de Cristo (300 ou 500 a.C.).

Além de ser antigo, existem milhares de tipos diferentes de Qicong, como Qicong para saúde, para artes marciais, para o desenvolvimento espiritual, etc. O Qicong para saúde ou Qicong interno, visa aumentar e fortalecer o *Qi* interno para se manter saudável.

À medida que praticamos o Qicong, vamos aumentando cada vez mais a força do nosso "*Qi* interno" e descobrimos que podemos emitir e utilizar o excesso do nosso *Qi* para curar os próximos.

Na palavra Qicong, "*Qi*" ou "Chi", significa energia e "Cong" ou "Kung", arte. Portanto, a arte da energia ou a arte de manusear a energia[64] ou "prática através da qual exercita o *Qi* ".

Os distúrbios emocionais são as causas mais comuns das doenças. Esses provocam a estagnação do fluxo do *Qi* e Sangue e a prática do Qicong consegue desbloquear o *Qi* estagnado.

O Qicong deve ser praticado regularmente para evitarmos o aparecimento das doenças, entretanto, pode ser utilizado também para auxiliar na cura das mesmas.

Na prática do Qicong, o Jing (Essência), o Qi e o Shen (Mente) são muito importantes e o conjunto é conhecido como "Três Tesouros".

A área do corpo que deve ser fortalecida e ativada é o "Dan-Tien", situado a uma distância de aproximadamente 3 "cun" abaixo do umbigo, que corresponde à área em volta do acuponto VC-4 (Guanyuan), muito importante para tonificar o Qi.

Existem diversos exercícios para concentrar o Qi no "Dan-Tien" e fortalecer o Qi, como simplesmente concentrar a nossa atenção nessa área, respirar com o abdômen e dirigir o Qi mentalmente para essa área, ou assumir a postura típica para concentrar o Qi (Fig. 73).

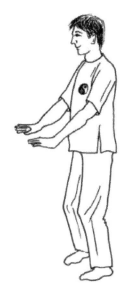

Figura 73 — "Qi Cong" – Postura típica para concentrar o Qi.

Na postura típica para concentrar o Qi, devemos ficar em pé, numa posição confortável. Os pés devem ser colocados paralelamente, separados por uma distância igual à largura dos ombros e com os joelhos ligeiramente fletidos, até nivelar com as extremidades dos dedos dos pés.

A seguir, devemos colocar o polegar direito sobre o umbigo de maneira que o restante dos dedos fiquem abaixo do umbigo, sobre o "Dan-Tien" e a mão esquerda sobre a mão direita.

Devemos respirar naturalmente, com a mente vazia e praticar durante três a cinco minutos, diariamente.

A prática do Qicong pode ser realizada deitado, sentado, em pé e em movimentos lentos.

A prática do Qicong deitado e sentado aplica-se mais em exercícios de meditação, que se destinam a trabalhar o *Qi*, com a finalidade de obter uma melhor saúde e o nosso desenvolvimento espiritual. A prática desse tipo de Qicong é bastante simples, pois basta sentar ou deitar numa posição confortável, num ambiente sem barulho, de preferência arejado e concentrar e respirar para o "Dan-Tien", conforme já foi explicado anteriormente. Podemos ainda imaginar o *Qi* circulando lentamente no sentido ascendente pela região dorsal (pelo Du mai) e descendo lentamente pela região ventral do corpo (pelo Ren mai). Nessa prática, podemos ainda, colocar a ponta da língua no palato duro, logo atrás dos dentes incisivos superiores para conectarmos o Du mai com o Ren mai.

O Qicong em pé, cuja postura típica, já referida, serve para desenvolver a nossa capacidade de concentração de *Qi* do "Dan-Tien" e fazermos o *Qi* circular para manter a nossa saúde.

O Qicong em movimento são vários (centenas e milhares de movimentos diferentes) e segundo HICKS (1998), os exercícios de Qicong mais conhecidos são as "Cinco Brincadeiras dos Animais", desenvolvida por Hwa-To (ou Huatuo), um médico muito famoso, que viveu entre 119 e 207 d.C., durante a dinastia Han do leste (207 a.C. a 220 d.C.), idade de ouro da Ciência Chinesa.

A maioria dos exercícios possui efeitos muito benéficos para a saúde. Um excelente exercício ilustrado por HICKS (1998) é o do "Dragão a Nadar", que fortalece os Rins, a coluna vertebral e o baixo ventre.

Seqüência do exercício do "Dragão a Nadar"

A) Permaneça em pé, com os pés juntos e junte as duas palmas das mãos, como se estivesse rezando ou orando, unindo-as com força e com as extremidades dos dedos voltadas para cima (Fig. 74A).

B) Desenvolva três círculos com as mãos juntas, primeiro em volta da cabeça (Fig. 74B).

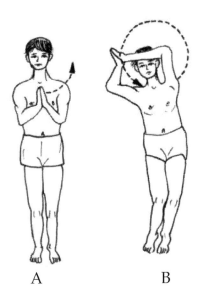

Figura 74 - Seqüência de exercício do "Dragão a Nadar". A) Em pé, juntar as duas palmas das mãos. B) Desenvolver círculos, primeiro em volta da cabeça.

C) A seguir em volta do tórax (Fig. 74C).

D) Por final em volta do abdômen e coxas, de maneira a criar um movimento em espiral (Fig. 74D).

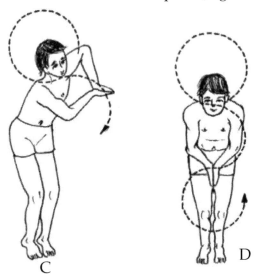

Figura 74 - Seqüência de exercício do "Dragão a Nadar" (continuação). C) Desenvolver círculos em volta do tórax. D) Desenvolver círculos em volta do abdômen e coxas (movimento em espiral).

E) A seguir faça os círculos no sentido inverso (Fig. 74E).

F) Quando as duas mãos juntas atingirem o alto da cabeça, volte à posição de prece e abaixe os braços (Fig. 74F).

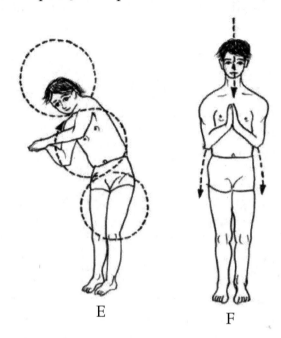

Figura 74 - Seqüência de exercício do "Dragão a Nadar" (continuação). E) A seguir fazer os círculos no sentido inverso. F) Quando as duas mãos juntas atingirem o alto da cabeça, volte à posição de prece e abaixe os braços.

Segundo WONG (1997), para maximizarmos os resultados do Qicong, devemos ser obrigados às dez regras na prática do mesmo.
- Devemos praticar com regularidade e persistência.
- Devemos praticar em ambientes naturais, onde o ar puro possa circular.
- A melhor hora para praticarmos o Qicong é ao nascer do Sol, que é a hora de energia em ascensão, ou meia-noite, quando a energia está desabrochando.
- Obtemos melhores resultados quando praticamos voltados para o leste.
- Devemos ficar relaxados e alegres durante a prática do Qicong.

- Durante a prática devemos imaginar a pureza da energia cósmica entrando suavemente no corpo e expulsando os detritos tóxicos do organismo, que são responsáveis pela doença.
- Devemos beber um pouco de água antes de praticarmos o Qicong para facilitar a transpiração.
- Devemos usar roupas folgadas, afrouxar os cintos e o colarinho, retirar os anéis, pulseiras, relógios, brincos, etc., que interferem no fluxo de Qi.
- Devemos respirar e movimentar suave, natural e graciosamente.
- Sejamos gentis e generosos ao lidarmos com as pessoas.

A melhor maneira de nos aprofundarmos na prática do Qicong é procurando um mestre. Para ser um mestre qualificado, não basta ser chinês, é preciso também decidir qual o tipo de Qicong que queremos praticar, pois não vale a pena termos aulas com um mestre de Qicong para artes marciais, se desejamos apenas manter a saúde.

O ideal para obtermos informações sobre um bom mestre, é colhermos informações dos alunos para descobrirmos os benefícios obtidos[20] pelos ensinamentos do Qicong.

2) DIETA

No Capítulo 1 do Su Wen, que comenta sobre a preservação de energia saudável nos humanos, nos tempos antigos, consta que: O lendário Imperador Amarelo Huang-Di (2698-2598 a.C.) dirigiu-se ao mestre Taoista Qibo, dizendo: "Fiquei sabendo que nos tempos antigos, as pessoas podiam viver bem mais do que cem anos, e aparentavam estar muito bem de saúde e firmes nas ações; mas nos tempos presentes são diferentes, não são tão lépidas no agir, já quando têm apenas cinqüenta anos; qual a razão? Isto se deve à mudança dos princípios espirituais ou é causado pelo comportamento artificial do homem?"

Qibo respondeu: "aqueles que nos tempos antigos conheciam a maneira de conservar a boa saúde, sempre nortearam seu comportamento do dia-a-dia de acordo com a natureza. Seguiam o princípio de Yin e do Yang e se conservavam de conformidade com a arte da profecia, baseada na interação do Yin e do Yang. Eram *capazes de modular sua vida diária em harmonia, de forma a recuperar a essência e a energia vital, portanto, podiam se cuidar e praticar a maneira de preservar a boa saúde. Seus comportamentos do dia-a-dia eram todos mantidos em padrões regulares, tais como sua comida e bebida, mantidas em quantidades fixas, suas atividades, todas em intervalos regulares. Nunca excediam no trabalho. Dessa forma, podiam manter tanto no corpo como no espírito o substancial, e eram capazes de viver até uma idade avançada de mais de cem anos.*

Mas hoje em dia, as pessoas são muito diferentes. Não se recuperam a si próprias de forma a preservar uma boa saúde, mas vão contra isso. Estão voltadas a beber sem temperança, são sonhadores de ordinário, em prazeres sexuais, sobrepujam sua energia vital e arruínam sua saúde. Não protegem cuidadosamente sua energia primordial como se estivessem manuseando um utensílio cheio de coisas valiosas. Não compreendem a importância de economizar sua energia e gastam de forma selvagem. Não conhecem a alegria de conservar uma boa saúde e não têm um padrão regular em seu dia-a-dia quanto à comida, bebida e às atividades. Por esse motivo, tornam-se decrépitas quando têm somente cinqüenta anos...".

A preocupação com a saúde vem desde a pré-história e já sabiam que os padrões regulares na alimentação e bebida eram responsáveis pela preservação da saúde, bem como, auxiliava nos tratamentos de doenças.

Sem dúvida o desenvolvimento tecnológico trouxe muitos benefícios (comodidade, conforto, lazer, etc.), mas é bom lembrar que também trouxe muitos malefícios e devemos pensar seriamente nesse assunto porque, de nada adianta pensar em saúde, construindo muitos hospitais, descobrindo novos medicamentos, se não preservarmos a saúde, ingerindo alimentos saudáveis.

Os alimentos estão sendo cada vez mais manipulados quimicamente e contêm uma variedade inacreditável de substâncias químicas na forma de conservantes, corantes artificiais, edulcorantes que são prejudiciais à saúde.

Caso clínico

O paciente J.A., adepto de alimentação vegetariana sofria de enxaquecas terríveis. Havia consultado os mais renomados especialistas e todos os exames complementares, inclusive a Tomografia Computadorizada da cabeça não mostravam alterações que justificassem tanta dor. O paciente resolveu prestar atenção nas freqüências de crises de enxaquecas e aos seus hábitos alimentares e observou que as dores manifestavam-se com maior intensidade nos finais de semana. Em relação aos seus hábitos alimentares, ele adquiria no supermercado grande quantidade de suco de laranja natural empacotado e consumia maior quantidade nos finais de semana. Ao suspender o suco de laranja, a referida enxaqueca desapareceu completamente.

Nos alimentos de origem animal podem estar presentes antibióticos e hormônios, pois a criação de aves e outros animais em confinamento (cativeiro) necessitam de antibióticos para combater as doenças infecciosas, bem como, hormônios para acelerar o crescimento e a reprodução.

Nas criações de aves, a luz artificial simula o dia, afim de que elas continuem se alimentando o maior tempo possível, o que resulta na maior produção de ovos. Será que esses ovos "não gemados" têm o mesmo valor nutritivo ou "energético" dos ovos de galinhas do fundo de quintal?

A Medicina Tradicional Chinesa e a Dietética Chinesa que existem há quase 5.000 anos, consideram a carne de frango benéfica para a formação do sangue. Todavia, os frangos consumidos naquela época não eram tratados com hormônios e antibióticos.

O desenvolvimento da tecnologia agrícola trouxe igualmente muitos benefícios e também malefícios, como contaminação de alimentos vegetais com pesticidas, enquanto os resíduos de fertilizantes químicos podem contaminar as águas fluviais.

Não podemos ser radicalmente contra o desenvolvimento e muito menos à tecnologia, mas a modo do desenvolvimento sustentável e com respeito e cumprimento às leis e às normas da Vigilância Sanitária, temos condições de minimizar esses efeitos maléficos.

A má nutrição causa a deficiência de Qi e do sangue, debilita a função do Baço de transformar e transportar os alimentos. Muito preocupante é o caso das pessoas que por falta de tempo ingerem lanches de qualidade duvidosa, rapidamente em lanchonetes, em pé, e o pior, fazem isso durante os cinco ou seis dias úteis da semana. Para complicar, no final de semana fazem exatamente o contrário, alimentando-se em demasia, que também pode ser uma das causas da doença.

Caso clínico

A paciente jovem A.B., que após a cirurgia de cisto pilonidal, a ferida cirúrgica não cicatrizava. Ao indagar sobre os seus hábitos alimentares, a jovem respondeu que não almoçava e nem jantava e ingeria "sanduíches" e refrigerantes. Após explicar-lhe que a possível causa da não cicatrização da ferida cirúrgica era o seu hábito alimentar incorreto (carência de proteínas), a jovem resolveu almoçar e jantar regularmente e em menos de um mês a ferida cicatrizou completamente.

O excesso de alimento também enfraquece o Baço e o Estômago, conduzindo ao acúmulo de muco, sensação de plenitude, eructação, regurgitação ácida, náuseas e distensão abdominal.

O consumo excessivo de alimentos frios e crus muito comuns no verão (tais como saladas, sorvetes, líquidos gelados e frutas), também podem enfraquecer o Baço, em especial o Yang do Baço.

Alimentar-se com pressa, sem mastigar direito, discutir questões profissionais, familiares, durante as refeições, alimentar-se tarde da noite ou sob tensão emocional, são hábitos que interferem na digestão, provocando uma deficiência de Yin do Estômago.

Uma outra questão preocupante é a obesidade. A maioria das pessoas obesas falam em "perder peso", o que, segundo os conceitos da Programação Neurolingüística (PNL) esta frase não é adequada, pois tudo que se perde, a mente inconsciente tenta recuperar. Deve-se dizer "eliminar o peso" ou coisa parecida. Mas "perder peso" virou moda e há tantos tipos de dietas que aparecem e desaparecem, e as pessoas ficam confusas sobre o que é uma dieta saudável. Muitas dessas dietas são concebidas para fazer as pessoas "perderem o peso", sem levar em conta os valores nutritivos e o estado de saúde das pessoas que propõem seguir essa dieta.

Segundo HICKS (1998) existem cinco princípios dietéticos básicos. Se os seguirmos, alimentamo-nos de forma equilibrada, tornando as refeições saudáveis, e extraímos dos alimentos tudo de melhor que têm para nos dar.

Os cinco princípios dietéticos básicos são:
- As proporções entre os diversos tipos de alimentos.
- A temperatura ou energia dos alimentos.
- O sabor dos alimentos.
- Quantidade de alimentos.
- A qualidade dos alimentos.

É necessário enviar alimentos digeríveis ao Estômago, com temperatura correta, sabor adequado, quantidade certa, de boa qualidade e a intervalos regulares.

As proporções entre os diversos tipos de alimentos

As dietas chinesas incluem mais cereais (grãos ou sementes), leguminosas e raízes, na proporção de 40-60%, frutas e verduras, 20-30%, e em menor proporção, carnes, açúcar e gorduras, entre 10-15%.

Dos cereais, o arroz é o mais importante e, deve-se dar preferência ao arroz integral. Outros cereais como a aveia, centeio, cevada e trigo, são igualmente nutritivos, porém há uma tendência em acumular umidade.

As leguminosas são fontes de proteínas e incluem os feijões, soja, lentilha, guando, etc.

As raízes são fontes de carboidratos, como a mandioca, aipim, batata doce, batata inglesa e outras raízes, como a cenoura, beterraba, nabo, etc., que ainda fornecem fibras, importantes na função digestiva.

Os vegetais cozidos são mais facilmente assimilados pelo organismo do que os crus e exigem menos esforço na digestão, embora no processo de cozimento perdem vitaminas e sais minerais que contêm.

Os indivíduos doentes com a sua energia debilitada, devem alimentar-se de vegetais cozidos e fazer reposição de vitaminas e sais minerais.

As carnes e os laticínios são alimentos ricos e altamente nutritivos (contêm todos os aminoácidos essenciais). A ingestão excessiva de carne, principalmente a vermelha, propicia a produção de grande quantidade de umidade e calor e por isso recomenda-se comer pouca quantidade. A carne é um constituinte vital, pois as proteínas existentes nela são responsáveis pela formação de todo o arcabouço do corpo, desde osso, até o componente da saliva (amilase salivar).

Há pessoas que decidiram deixar de comer carnes (vegetarianos) por razões religiosas ou éticas e se recusam a comer carne de animais maltratados e abatidos com crueldade por uma expressão de seus sentimentos. Também há muitas pessoas que acreditam que é mais saudável ser vegetariano, mas os chineses não concordam com essa posição. A carne em pequena quantidade é constituinte essencial à saúde, pois as proteínas contidas nela ajudam a formação de sangue.

Os vegetarianos devem ingerir leguminosas, entre elas, principalmente a soja que é rica em proteínas, a fim de substituir as carnes.

De acordo com a Medicina Tradicional Chinesa, a deficiência de sangue leva a pessoa a ter insônia, irritabilidade, cãibras, formigamento, unhas fracas e palidez. Não se deve confundir a deficiência de sangue da Medicina Tradicional Chinesa com a anemia da Medicina Ocidental que é a diminuição do número de glóbulos vermelhos ou diminuição da quantidade de hemoglobina. A deficiência de sangue é na Medicina Tradicional Chinesa um certo padrão de sinais e sintomas encontrados numa pessoa, conforme referido acima.

Uma outra questão, que causa polêmica, é a *Dieta do Tipo Sangüíneo* do Dr. Peter J. D'Adamo (1998).

Segundo ele, um conceituado médico naturopata e célebre pesquisador da *Dieta do Tipo Sangüíneo*, os alimentos devem ser escolhidos de acordo com o grupo sangüíneo (O, A, B e AB). O autor continuou a pesquisa iniciada pelo seu pai e classificou os alimentos em altamente benéficos, neutros e alimentos a serem evitados (maléficos) para cada grupo sangüíneo*.

Os alimentos classificados como benéficos funcionam como medicamentos, fortalecem o organismo, aumentando a imunidade. Os alimentos classificados como maléficos agem no sentido oposto, diminuindo a imunidade e com isso os indivíduos ficam propensos às infecções (bacterianas, fúngicas, virais, além de serem presas fáceis de parasitos). Os alimentos neutros, como o termo define, são neutros e devem ser preferidos de acordo com o seu teor nutritivo, sendo ingeridos em quantidades moderadas para evitar obesidade. Quanto aos alimentos maléficos, o Dr. Peter J. D'Adamo (1998) recomenda evitar e não proíbe de forma radical. Se o indivíduo ingere periodicamente alimentos altamente benéficos, ele está protegido imunologicamente, e se alguma vez ingerir alimentos pertencentes ao grupo dos maléficos, isso não chega a ser uma catástrofe.

De acordo com Dr. Peter J. D'Adamo (1998), os nossos ancestrais "*Cro-Magnon*" (descendentes de ancestrais humanóides

---

* Um alimento considerado maléfico para um grupo sangüíneo, pode ser benéfico ou neutro para outro grupo sangüíneo.

como Neoandertais), por volta de 40000 a.C., eram os mais perigosos predadores da terra, que viveram na África e agiam em grupo organizado, isto é, caçador-coletor, e pertenciam ao grupo sangüíneo "O". Com a escassez da caça, começaram as disputas entre eles. Demarcavam o seu território e se outra tribo invadisse a terra demarcada, inevitavelmente havia confrontos entre eles, resultando em mortes de ambos os lados. Com a explosão populacional e escassez cada vez maior de alimentos, começaram a migrar da África para Europa e Ásia (20000 a.C.). Com a escassez de caça em novas áreas conquistadas tornaram-se onívoros, alimentando-se de frutas, raízes e pequenos animais. Passaram a habitar próximo a lagos, rios e ao longo do litoral, e começaram a ingerir peixes. Então, a mudança de condição de caçador-coletor para um modo de vida mais agrário-domesticador, fez surgir o grupo sangüíneo "A".

Uma outra parte dos caçadores-coletores foi impelida das quentes e férteis savanas do leste da África para as frias e inóspitas montanhas do Himalaia. Em respostas às mudanças climáticas surgiu o grupo sangüíneo "B". A partir das montanhas do Himalaia o grupo sangüíneo "B" foi levado pelos mongóis para o sudeste da Ásia e para a planície das estepes asiáticas.

O grupo sangüíneo "AB" é o mais recente de todos. Resultou da miscigenação do grupo "A" caucasiano com o grupo "B" dos mongóis, sendo o grupo sangüíneo mais raro.

Em resumo, podemos concluir que os grupos sangüíneos são as heranças genéticas, resultantes da evolução a partir dos nossos ancestrais "Cro-Magnon".

O Dr. Peter J. D'Adamo (1998) recomenda ao grupo sangüíneo "O" comer carne vermelha (uma dieta rica em proteínas e pobre em carboidratos). Ao grupo sangüíneo "A" recomenda uma dieta vegetariana (uma dieta rica em carboidratos e pouca gordura). O grupo sangüíneo "B" deve ter uma dieta variada de todos os grupos sangüíneos, incluindo carnes e laticínios. O grupo sangüíneo "AB" tem a maioria dos benefícios e intolerâncias dos grupos "A" e "B".

Caso clínico

Mulher, 66 anos, grupo sangüíneo "O", com diagnóstico de artrite reumatóide, apresentava queixa de dor e deformidades na maioria das articulações (poliartrite). Apesar do uso de medicamentos como corticosteróides, cloroquina e methotrexate, a dor aliviava pouco. Questionada sobre a sua dieta alimentar, ela informou que o reumatologista havia recomendado a supressão de carne vermelha e também de outros tipos de carne da sua alimentação. Foi sugerida a experimentar a *Dieta do Tipo Sangüíneo "O"* do Dr. Peter J. D'Adamo e com a ingestão de carne vermelha a paciente começou a melhorar consideravelmente. A melhora foi surpreendente, houve redução de edemas e deformidades articulares, e após seis a oito meses estava praticamente assintomática. Por medida de precaução foi recomendada a manter a medicação citada, pois todos os exames realizados foram positivos e conclusivos para artrite reumatóide.

Observação: obtive alguns pacientes com respostas positivas à *Dieta do Tipo Sangüíneo* e achei fascinante. É necessário continuar os estudos, aprofundando nas pesquisas, sem radicalismo, pois o abandono da medicação específica para as enfermidades pode trazer conseqüências gravíssimas.

Na minha opinião, sem radicalismo, as pessoas do grupo sangüíneo "A" provavelmente são as mais beneficiadas pela alimentação vegetariana, enquanto as pessoas do grupo sangüíneo "O" são as mais contempladas com a alimentação rica em proteínas de origem animal.

A temperatura ou energia dos alimentos

As cinco energias dos alimentos são "quente", "morno", "neutro", "fresco" e "frio".

O "quente" é oposto ao "frio", enquanto o "morno" é oposto ao "fresco". O "neutro" está entre o "morno" e "fresco". A energia dos alimentos não tem nada a ver com o estado físico dos mesmos. Por exemplo, o chá verde possui uma energia "fria", mesmo que possa bebê-lo quente, é um alimento "frio". Depois que o chá verde entra no organismo, o seu calor será dissipado (fenômeno temporário) e começa a gerar energia "fria" que refresca o corpo.

Exemplos de alguns alimentos "quentes", "mornos", "neutros", "frescos" e "frios":

Alimentos "quentes":

Alho, cebola, chocolate, gengibre seco, pimenta malagueta, etc.

Alimentos "mornos":

Açúcar mascavo, castanha, cereja, galinha, gengibre, etc.

Alimentos "neutros":

Arroz integral, beterraba, cenoura, feijão azuki, grão-de-bico, etc.

Alimentos "frescos":

Alface, broto de bambu, couve-flor, maçã, manga, etc.

Alimentos "frios":

Banana, berinjela, hortelã-pimenta, iogurte, melancia, melão, pepino, pêra, tofú, tomate, etc.

Assim, um paciente com síndrome do frio que é caracterizada por palidez, aversão ao frio, membros frios, diarréia, língua com revestimento branco e pulso lento, pode ser beneficiado com alimentos "quentes" ou "mornos". A síndrome do calor que é caracterizada por uma face avermelhada, com febre, aversão ao calor, constipação, sede, língua avermelhada com revestimento amarelado e pulso rápido, pode ser tratada com alimentos "frios" ou "frescos".

O sabor dos alimentos

O Imperador Amarelo Huang-Di (2698-2598 a.C.) perguntou: "podes me falar a respeito dos cinco sabores dos cereais?"

O Bogao disse: "desejo explicar em detalhes. Quantos aos cinco cereais, o sabor do arroz é doce; o sabor do gergelim é ácido; o sabor da soja é salgado; o sabor do trigo é amargo e o sabor do painço é picante. Quanto aos cinco frutos, o sabor da jujuba é doce; o sabor da ameixa é ácido; o sabor da castanha é salgado; o sabor do abricó é amargo e o sabor do pêssego é picante. Quanto aos cinco animais, o sabor da carne de vaca é doce; o sabor da carne de cachorro[*] é ácido; o sabor da carne de porco é salgado; o sabor da carne de carneiro é amargo e o sabor da carne de frango é picante. Quanto aos vegetais, o sabor do aipo é doce; o sabor da cebolinha chinesa[**] é ácido; o sabor dos feijões é salgado; o sabor do alho-poró é amargo e o sabor da cebolinha verde[***] é picante".

As cinco contradições dos cinco sabores são: quando tratar o mal do Fígado, é proibido empregar o picante; quanto tratar o mal do Coração é proibido empregar o salgado; quando tratar o mal do Baço é proibido empregar o ácido; quando tratar o mal dos Rins é proibido empregar o doce; quando tratar o mal do Pulmão, é proi-

---

[*] No Ocidente o cachorro é um animal de estimação e o ocidental não tem hábito de comer carne de cachorro. Na Coréia existe o hábito de comer carne de cachorro.
[**] A parte consumida na cebolinha chinesa é a raiz ou bulbo.
[***] A parte comestível da cebolinha verde é a folha.

bido empregar o amargo" (*Ling-Shu*, Capítulo 56 - *Sobre os cinco sabores dos alimentos*).

Essas contradições estão em pleno acordo com a lei de dominância dos cinco movimentos (cinco fases).

O sabor dos alimentos ou ervas nem sempre estão relacionados com o seu sabor real, sentido pelas terminações gustativas encontradas na língua. Por exemplo, a carne de vaca é classificada como "doce", assim como o "aipo". O "sabor" do alimento ou erva é classificado mais pela sua qualidade intrínseca do que o seu sabor de fato, embora na maioria dos casos os dois possam coincidir.

Como foram descobertos os efeitos dos sabores dos alimentos sobre os órgãos e vísceras (Zang Fu)? Acredita-se que tudo foi um fruto de longo tempo de experiência em tratamento de doenças e os chineses fizeram essa experiência por muitos séculos.

Cada um dos cinco sabores apresenta um determinado efeito no organismo, como veremos a seguir:

- O sabor doce age no Baço e no Estômago. Na dieta chinesa, os alimentos com sabor doce (açúcar, arroz, mel, melancia, etc.) são capazes de melhorar as funções digestivas, e os medicamentos (ervas) de sabor doce, como ginseng (*Radix ginseng*), que normalmente tonificam e aliviam a cólica e a raiz de astrágalo (*Radix astragali*), restabelece o *Qi*.

- O sabor picante age nos Pulmões e Intestino Grosso, e os alimentos com o sabor picante (cebola verde, gengibre, hortelã-pimenta, etc.) podem induzir a transpiração (diaforese) e promover a circulação de *Qi*. O sabor picante dispersa, sendo útil para expelir fatores patogênicos, e os medicamentos com sabor picante, como gengibre fresco (*Rhizoma zingibers recens*), são utilizados para induzir diaforese em resfriados, e menta (*Herba menthae*), para aliviar as infecções das vias aéreas superiores.

- O sabor salgado age no Rim e Bexiga, e os alimentos com sabor salgado (alga marinha, feijões, soja, etc.) podem suavizar a dureza, o que explica a sua utilidade no tratamento de linfonodos aumentados e endurecidos, e outros sinais e sintomas envolvendo o endurecimento de músculos e glândulas. Os medicamentos (ervas) de sabor salgado normalmente suavizam as massas duras e funcionam como laxantes, como, por exemplo, alga (Sargassum), que era utilizada para tratar bócio e escrófula; o mirabilite (sulfato de sódio) era utilizado como laxante.

- O sabor ácido (azedo) age no Fígado e Vesícula Biliar, e os alimentos com sabor ácido (ameixa, cebolinha chinesa, limão, etc.) podem obstruir os movimentos e são úteis no controle da diarréia e transpiração excessiva. Os medicamentos (ervas) de sabor ácido (azedo) normalmente atuam como adstringentes, como a ameixa preta (Fructus mume), que é efetiva para tratar a diarréia crônica.

- O sabor amargo age no Coração e Intestino Delgado, e os alimentos com o sabor amargo (casca de toranja, fruto do lúpulo, folha de rabanete, jiló, etc.) podem reduzir o calor do organismo, secar os líquidos e induzir à diarréia. Os medicamentos com o sabor amargo normalmente removem a umidade-calor e promovem a catarse, como a genciana chinesa (Radix gentianae) e ruibarbo (Radix rhei).

Alguns alimentos apresentam mais de um sabor e por isso, de acordo com os diferentes autores, esses alimentos são classificados em um ou outro grupo, o que na prática pode gerar uma certa confusão.

Uma pequena quantidade de qualquer alimento com o seu respectivo sabor, pode fortalecer os órgãos e vísceras, mas o excesso pode ser prejudicial. Por exemplo, um alimento com um leve sabor doce, em quantidade moderada, fortalece o Baço e o Estômago, ao passo que os alimentos excessivamente doces, como chocolates e outras guloseimas, quando ingeridos em excesso, podem enfraquecer esses órgãos.

Pela Medicina Tradicional Chinesa, sabe-se que o desejo descontrolado de comer um determinado alimento baseado no seu sabor, está relacionado com a fraqueza do respectivo órgão. Por exemplo, o desejo desenfreado de comer chocolates e outros doces, é sinal de fraqueza do Baço e do Estômago.

Abaixo encontram-se os sabores de alguns alimentos mais comuns.

Sabor doce:

Açúcar mascavo, banana, beterraba, broto de bambu, carne de vaca, cenoura, cereja, etc.

Sabor picante:

Agrião, carne de frango, gengibre seco, hortelã-pimenta, pêssego, pimenta-malagueta, etc.

Sabor salgado:

Alga marinha, berinjela, carne de porco, castanha, feijão, raiz de lótus, etc.

Sabor ácido:

Abacaxi, ameixa, azeitona, gergelim, limão, manga, pêra, raiz de cebolinha, uva, etc.

Sabor amargo:

Alface, bardana, café, carne de carneiro, casca de toranja, folha de rabanete, fruto do lúpulo, jiló, trigo, etc.

Os alimentos com os seus respectivos sabores, quando consumidos em excesso por um longo período de tempo, afetam profundamente os órgãos e as vísceras (Zang Fu).

Os chineses já sabiam disso há quase cinco mil anos e como prova disso vejamos o interrogatório do Imperador Amarelo:

O Imperador Amarelo Huang-Di interrogando o Shao-Yu disse: *"os cinco sabores penetram na boca, dirigem-se todos para um órgão e se manifestam todos por uma doença. O ácido corre para os tendões. Seu excesso na alimentação provoca a retenção de urina. O salgado atua no sangue. Seu excesso na alimentação suscita a sede no homem. O picante segue o Qi. Seu excesso na alimentação acarreta uma insuficiência de Qi no Coração. O amargo atua sobre os ossos. Seu excesso na alimentação provoca vômitos. O doce vai para os músculos. Seu excesso na alimentação causa melancolia..."* (*Ling-Shu*, Capítulo 63).

Conclui-se assim que o excesso de sabor de alimentos, quando consumidos em grande quantidade por longo tempo, faz mal à saúde.

A quantidade dos alimentos

Não é aconselhável comer em demasia ou até sentir-se completamente cheio. Ocupar 70% da capacidade do Estômago é a melhor medida, pois facilita a digestão.

Há um ditado popular muito comum que diz: "devemos tomar café da manhã como um rei, almoçar como um príncipe e jantar como um pobre".

Se comermos bem de manhã, isso nos daria a quantidade de energia suficiente para todo o período da manhã e um almoço leve pode sustentar-nos o restante do dia. As refeições fartas à noite sobrecarrega o sistema digestivo, obrigando-o a funcionar plenamente, o que irá prejudicar o sono, provocando sonhos agitados ou insônia, e como resultado disso, sentimo-nos cansados ao acordar.

Durante a refeição é importante mastigar bem os alimentos, bem devagar, prestando atenção no sabor, pois o processo de digestão inicia-se na boca através da ação da amilase salivar secretada pelas glândulas salivares. Há um ditado que diz: "devemos beber os alimentos e mastigar os líquidos".

Devemos ficar descontraídos durante a refeição. Evitar comer assistindo televisão que é uma fonte de distração, pois às vezes ficamos irritados com a notícia desagradável. Evitar também discussões, que prejudicam muito a digestão. Devemos dar um tempo para que a digestão se processe e nunca voltar ao trabalho imediatamente após a refeição.

Não beber muito líquido (água, refrigerantes) durante a refeição, o que pode diluir o suco gástrico, prejudicando a digestão.

Qualidade dos alimentos

A qualidade dos alimentos é uma questão bastante complexa. Sempre que possível devemos tentar comer alimentos frescos, próprios da época e produzidos dentro da área onde vivemos.

Existe um tipo de produção agrícola denominada "Agricultura Orgânica" em que não se utilizam pesticidas e fertilizantes químicos. A produção é feita de modo natural, utilizando adubos orgânicos, inseticidas naturais, como tabaco (pó de fumo de corda) diluído em água de mandioca, seleção natural de plantas resistentes às doenças e pragas, plantação baseada em climas do local, obedecendo as estações do ano, etc. Mas por uma questão de oferta menor em relação à procura, o custo ainda é alto e poucos têm acesso a esses produtos.

Patologias Relacionadas com Certos Tipos de Alimentos

Existem patologias que melhoram ao evitar certos tipos de alimentos. Por exemplo, as pessoas que têm edema nos membros inferiores (edema periférico), leucorréia, rinite alérgica, devem evitar leite e seus derivados, que provocam a formação de umidade e mucosidade no organismo.

Muitas crianças hiperativas acalmam quando suprimem o açúcar e outros aditivos dos alimentos.

NOGIER & BOUCINHAS (1997) comentaram sobre a intolerância alimentar, que é uma expressão que se aplica a reações adversas aos alimentos de caráter não imunológico e que não apresenta base psicológica, podendo ser o resultado de diversos mecanismos etiológicos e fisiopatológicos. Está diretamente relacionada ao consumo excessivo de alimentos ingeridos, dependendo da susceptividade de cada organismo.

Entre os alimentos que mais produzem a intolerância estão o leite, o café, o chá preto, os cítricos em geral, a carne de boi, os ovos, o arroz, o açúcar, a carne de porco, a ervilha, as gorduras, as oleaginosas e os cereais (trigo, milho, etc.).

A intolerância ao leite deve-se mais a intolerância à lactose. A deficiência da enzima lactase, responsável pela digestão de lactose, é comum em todo o mundo. Estima-se que 90% dos orientais, negros, índios americanos e descendentes de mediterrâneo, não possuem essa enzima. Enquanto quase todos os lactentes são capazes de digerir o leite e outros produtos derivados desse, a maioria das crianças perde a enzima lactase dos três aos sete anos de idade. Os sintomas variam de desconforto e flatulência até diarréia grave em resposta, mesmo com a ingestão de pequenas quantidades.

Se atentarmos para a natureza, o leite é alimento de lactentes e por que os adultos e os idosos precisam tomar leite? Afinal cada espécie animal tem seu leite com composição apropriada para suas crias.

Os médicos de formação ocidental, principalmente os dos Estados Unidos e da Europa, recomendam às pacientes idosas com osteoporose e às pacientes com propensão à osteoporose ingerirem grande quantidade de leite, devido ao seu teor elevado de cálcio. Mas existem muitos alimentos ricos em cálcio e os naturopatas condenam essa recomendação. Nos países da Ásia, onde não existe hábito alimentar a base de leite, o cálcio provém de outros alimentos, como peixe.

Livre de radicalismo, seguindo a teoria da Dieta do Tipo Sangüíneo do Dr. Peter J. D'Adamo, o leite é bom para os indivíduos do grupo sangüíneo "B" e é ruim para os do grupo sangüíneo "A" e "O". Deve ser por essa razão que algumas pessoas se beneficiam com a alimentação a base de leite e outras não. Devemos investigar mais sobre o grupo sangüíneo.

Entre os derivados do leite, faz-se exceção aos iogurtes (os probióticos), que resultam da fermentação em que toda a lactose é convertida em ácido lático, pela ação dos Lactobacillus acidophillus, Lactobacillus bulgaricus, Streptococcus acidophillus e Streptococcus termophillus.

Os lactobacilos constituem a flora intestinal e são importantes por competirem com bactérias patogênicas como Salmonella sp., Streptococcus aureus, Escherichia coli, Shigella sp. e Staphylococcus sp., além de atuarem como antifúngicos e antivirais, ainda participam na produção de várias vitaminas a nível intestinal.

A alergia alimentar é uma outra reação indireta em relação a determinados alimentos, porém independente da quantidade ingerida (uma mínima quantidade pode desencadear a reação alérgica). Está relacionada a fatores humorais, com produção de imunoglobulinas (IgE) pelos plasmócitos, e liberação de grande quantidade de histamina, num processo de reação entre antígenos e anticorpos (IgE) ligados à membrana dos mastócitos. Tem-se como conseqüência alergias, urticária e até edema de Quincke.

Fatores que Diminuem a Eficácia da Acupuntura e Moxabustão

Existem diversos fatores que diminuem a eficácia da Acupuntura e o conhecimento e a eliminação desses permite-nos buscar resultados terapêuticos mais promissores. Esses fatores podem ser agrupados em externos e internos.

FATORES EXTERNOS

Radiações

A radioterapia, a exposição excessiva ao raio X[1] e radiações eletromagnéticas nocivas afetam o DNA e bloqueiam a circulação de *Qi* nos Canais de Energia, e com isso diminui a eficácia da Acupuntura.

Os campos eletromagnéticos muito fortes, gerados pelos cabos de transmissão de energia elétrica em alta tensão, são nocivos à saúde, pois afetam o sistema imune e diminuem o efeito terapêutico da Acupuntura, se as exposições forem muito prolongadas.

Medicamentos

A resposta ao tratamento pela Acupuntura é tanto menos eficaz quanto mais o paciente encontra-se em uso excessivo e prolongado de medicamentos que bloqueiam a transmissão sináptica, como a reserpina, bem como, o uso demasiado de corticóides, imunossupressores e quimioterápicos. Nos casos de doenças auto-imunes, como a artrite reumatóide, lúpus, esclerodermias, dermatomiosites, etc., torna-se difícil obter boas respostas terapêuticas com a Acupuntura, pois além das doenças serem de difícil tratamento, os pacientes já estão sendo medicados com altas doses dos produtos supracitados.

Os medicamentos psicoativos (psicotrópicos neurolépticos) e tranqüilizantes, como benzodiazepínicos, quando utilizados em altas doses, por um período prolongado, também podem diminuir a eficácia da Acupuntura.

Mas se tivermos que tratar pacientes fazendo o uso de altas doses desses medicamentos referidos com a Acupuntura, devemos tratá-los informando-lhes as possíveis limitações que esses medicamentos possam impor-lhes e realizar sessões de tratamentos, porque de algum modo o paciente pode receber benefício do tratamento. Afinal, segundo o *Código de Ética Médica*, Capítulo I, art. 2º: "*o alvo de toda a atenção do médico é a saúde e bem-estar do homem, em benefício da qual deverá agir com o máximo de zelo e o melhor de sua capacidade profissional*".

Polimetalismo-microgalvanismo

O polimetalismo-microgalvanismo também pode causar um bloqueio à eficácia do tratamento pela Acupuntura.

A compreensão deste fenômeno deve partir da revisão de que o potencial habitual de ação de uma fibra nervosa ou muscular durante os fenômenos da despolarização e repolarização oscila entre -100 mV e +60 mV. Quando o ouro é misturado a outros metais para obter a sua dureza, como o mercúrio que é bom condutor de eletricidade, temos com freqüência a formação de correntes superiores a 500 mV.

Segundo BOUCINHAS (2000), quando Volta, em 1800, inventou a pilha, não imaginou quão cedo as bocas de grande parcela da humanidade transformariam em tantas outras "pilhas".

Nos últimos tempos ainda foi descoberto o estabelecimento de correntes entre os metais da boca e jóias dependuradas no corpo, até mesmo relógios, sendo que, os colares podem ter um papel todo especial no desencadear de problemas cervicais.

São consideradas patológicas as correntes superiores a 250 mV que devem ser feita a medição dos potenciais com o emprego de multímetro (voltímetro e amperímetro).

O tratamento deve ser feito pela retirada das massas metálicas periféricas e pela descarga periódica dos amálgamas, ligando-se a um fio terra por um período de 30 segundos a um minuto, ou pela mais difícil e cara reconstrução das mesmas.

Foco dentário reatógeno

Os focos dentários reatógenos são muito prejudiciais à saúde. Muitas patologias dos membros superiores*, como a periartrite escápulo-umeral, braquialgias, epicondilites, podem estar relacionadas com o foco dentário. O mecanismo de ação desses focos ainda constitui um mistério. As hipóteses a respeito desta reação são várias e uma delas pode ser alérgeno que os focos dentários disseminam, e

---

*Particularmente tive pacientes que sofriam de periartrite escápulo-umeral crônica que só melhoraram após realizarem tratamento do foco dentário reatógeno.

também pode-se pensar em perturbações energéticas, sendo que o tratamento deve ser realizado pelo dentista.

Bloqueio da primeira costela

O bloqueio da primeira costela também prejudica a eficácia de qualquer tratamento, inclusive o tratamento pela Acupuntura.

Sobre o bordo superior da primeira costela inserem-se os músculos possantes, principalmente o escaleno médio e o anterior, e as forças exercidas para cima por esses músculos é maior do que as forças exercidas pelos fracos músculos intercostais que inserem o bordo inferior da primeira costela.

Os feixes do músculo escaleno médio têm origem nas vértebras cervicais e a primeira dorsal. É a nível da primeira vértebra dorsal que aparece o problema de bloqueio porque aí se encontra o gânglio simpático cervical inferior e o gânglio simpático da primeira vértebra dorsal. Estes dois gânglios podem estar fundidos formando o gânglio estrelado. Geralmente os bloqueios estão localizados mais no lado esquerdo, em inspiração e a costela não desce completamente em expiração.

Muitas vezes o bloqueio da primeira costela tem origem nas manobras obstétricas, ou queda sobre o braço estendido, entorses cervicais laterais ou distúrbios posturais com báscula e rotações escapulares.

Os sintomas vistos no bloqueio da primeira costela são, além de algias loco-regionais, cervicalgia e cefaléia intensa bilateral e global, há outros inúmeros sintomas ligados à ação irritativa sobre o gânglio estrelado e o sistema nervoso simpático.

A asma, sensação de "bola na garganta", colites funcionais, palpitações, etc., são sintomas que acompanham o bloqueio da primeira costela.

O tratamento é realizado pela manipulação, que jamais deverá ser feita durante a crise álgica intensa. O paciente deve ficar sentado ereto, com as mãos apoiadas sobre as coxas e inspirar e prender o ar nos pulmões. A seguir, o médico, com as mãos abraçando ou contornando o pescoço, faz pressão para baixo e para dentro com o bordo do hipotenar. Espera-se sentir ou ouvir um pequeno estalido que é sinal de que a primeira costela se recolocou.

Cicatrizes tóxicas

As cicatrizes com fibrose acentuada causada por intervenções cirúrgicas ou por traumatismos com solução de continuidade grande e cicatrizes causadas por queimadura, podem bloquear os Canais de Energia e diminuir a eficácia da Acupuntura.

No Japão, os seguidores da Medicina Tradicional Chinesa consideram até o umbigo como a primeira cicatriz da vida e admite que esta pode restringir o fluxo de Qi e sangue para vários órgãos e canais, causando distúrbios nesses órgãos.

NOGIER & BOUCINHAS (1997) e BRICOT (1996), denominam de cicatrizes tóxicas e relatam que, além de perturbarem a fotopercepção cutânea, provocam outras diversas alterações, como a obesidade, fadiga geral, vertigens, cefaléias, hipertensão ou hipotensão arterial.

BRICOT (1996) apresentou critérios para a classificação das cicatrizes tóxicas (cicatrizes que estão prejudicando a saúde). A cicatriz é tóxica quando a área da fibrose é muito sensível, e também, quando apresenta insensibilidade. O prurido, a retração ou intumescimento, a vermelhidão, são indicativos de cicatriz tóxica. Pelo interrogatório, o paciente pode confirmar que depois da cirurgia apareceram as alterações ou manifestações clínicas decorrentes da cicatriz tóxica. Nem toda a cicatriz é tóxica, por isso é importante estar atento para a classificação proposta por BRICOT (1996).

As cicatrizes horizontais são mais nocivas do que as verticais, sendo as mais importantes as de cirurgias de tireóide, mamoplastias, cesarianas (Pfannestiel). A explicação sob o ponto de vista da Medicina Tradicional Chinesa é que as cicatrizes transversais bloqueiam maior número de Canais de Energia e colaterais.

A dor crônica do calcâneo causada por fascite plantar e "esporão" do calcâneo, que antes eram refratário ao tratamento com a Acupuntura, passam a responder bem após a transfixação de agulhas na cicatriz, seguindo o trajeto dos Canais de Energia.

Não existe uma relação entre o tamanho da cicatriz e o efeito nocivo à saúde.

Segundo NOGIER & BOUCINHAS (1997) os irmãos Huneke na Alemanha, sistematizaram o estudo sobre as cicatrizes tóxicas em forma de Neuralterapia, sendo que o estudo delas está difundido por todo o Mundo, nas diversas formas terapêuticas.

MANAKA *et al.* (1995) em livro *"Chasing the Dragon's Tail"*, no Capítulo sobre Biasology, cita um caso de uma paciente enfermeira que apresentava uma dor no ombro, resistente ao tratamento convencional. Foi descoberta uma cicatriz antiga resultante de uma osteomielite no membro inferior, em cujo local foi injetado 1 ml de novocaína a 1% (neuralterapia) e a dor no ombro desapareceu. Segundo os autores, a cicatriz bloqueia o Canal de Energia e causa problemas secundários.

Segundo BRICOT (1966) a melhor técnica para tratar a cicatriz tóxica é o Laser infravermelho, pois além de ser muito eficaz é indolor.

NOGIER & BOUCINHAS (1997) realiza o tratamento das cicatrizes tóxicas pela orelha. Há diversas técnicas para tratar as cicatrizes tóxicas: transfixar agulhas filiformes de um lado a outro na própria cicatriz, acupuntura cutânea (martelo de sete estrelas), moxabustão, laser, infiltrações de anestésicos, etc.

Ar

O ar é muito importante para todos os seres vivos da face da Terra, não só pelo oxigênio, mas porque sob o ponto de vista da Medicina Tradicional Chinesa transporta o *Qi.* Sobre a qualidade do ar para a saúde, é dispensável fazer qualquer comentário.

Água

A água é de extrema importância, pois constitui em torno de 70% do corpo humano. O hábito de beber água potável, em jejum, pela manhã, promove a limpeza do tubo gastrintestinal, favorece o trânsito intestinal e melhora a saúde. Muitas doenças poderiam ser evitadas se as pessoas adquirissem o hábito de beber água pela manhã, em jejum e também durante o dia.

Alimentos contaminados

Os alimentos contaminados com uso excessivo de agrotóxicos, uso descontrolado de hormônios e antibióticos na produção de alimentos de origem animal e os alimentos industrializados, que não se enquadram nos padrões mínimos estabelecidos pelos órgãos da Vigilância Sanitária, prejudicam a saúde.

Metais pesados

Segundo OMURA (1997) os metais pesados como mercúrio, chumbo e alumínio, quando acumulados em excesso no organismo, debilitam o sistema imune e diminuem a eficácia, não só da Acupuntura, como também a de outros métodos de tratamento.

FATORES INTERNOS

Há um número limitado de pacientes que não se beneficiam com a Acupuntura, mesmo que os tratamentos sejam bem conduzidos por um diagnóstico bem cuidadoso. Esses casos, de acordo com as queixas e avaliação dos sintomas, devem ser encaminhados às outras especialidades, pois atrás de sinais e sintomas que não cedem aos tratamentos, através da Acupuntura, pode esconder alguma doença mais grave como neoplasia que, se o diagnóstico for realizado em tempo hábil, pode ainda ser curada. Pacientes que repentinamente aparecem com cefaléias intensas, que antes nunca sofreram desse mal e que não respondem aos medicamentos e também à Acupuntura, convém encaminhá-los à neurologia, afim de investigar uma possível alteração orgânica como aneurisma, tumor, etc., mesmo que não manifestem alterações de comportamento.

Existem pacientes que desenvolvem uma resistência depois de haver respondido muito bem às primeiras sessões de Acupuntura. É o que se denomina de "acuponto-resistência", termo criado pelo Dr. Roger de La Fuye, citado por MENSATO FILHO (1977). É uma curiosa reação que certos pacientes que antes respondiam mais ao estímulo das agulhas, mesmo com o diagnóstico cuidadoso e tratamento criterioso com inserção de agulhas nos acupontos exatos. Não se sabe ainda a causa desse período negativo. O Dr. Roger de La Fuye recomenda que se faça estímulos mais fortes utilizando a Moxabustão. Se esta tentativa fracassar, então interrompe-se o tratamento por um período, digamos um mês, e então recomeça-se com aplicações suaves. Felizmente o "acuponto-resistência" ou fase negativa é reversível.

Nos casos de resistência aos tratamentos pela Acupuntura, recomenda-se utilizar os acupontos de abertura dos Vasos Maravilhosos, pois estes são os silos que guardam a energia defensiva, ancestral e adquirida, para serem utilizados no momento de maior necessidade.

Há situações em que os fatores emocionais podem ser responsáveis pela resistência aos tratamentos pela Acupuntura. É o caso de pacientes que sempre reagiram bem às sessões de Acupuntura e após a perda de um membro da família desenvolveram resistência. Na tristeza provocada pela perda o *Qi* é diminuído. Nesse caso deve-se tonificar o *Qi* do Pulmão.

Para os casos de deficiência de *Qi* recomenda-se a tonificação dos seguintes acupontos: VC-6 (Qihai), E-36 (Zusanli) e R-3 (Taixi). Na realidade os pacientes com deficiência de *Qi*, Yin, Yang e sangue, respondem pouco à Acupuntura.

Os acupontos que melhoram a função de transformação e transporte do Baço, como: VC-12 (Zhongwan), B-20 (Pishu) e os acupontos dos canais Yangming, como: IG-11 (Quchi), IG-4 (Hegu), E-41 (Jiexi) e E-36 (Zusanli), que aumentam a energia adquirida, são ótimos para aumentar a eficácia da Acupuntura.

O fator idade influi na eficácia da Acupuntura. Até aos seis anos só se recomenda a Acupuntura em situações excepcionais. Por exemplo, numa criança com dor causada por queimadura, pode-se inserir a agulha no acuponto B-66 (Tonggu), acuponto água, para aliviar a dor.

Entre seis e 16 anos, deve-se aplicar menor número de agulhas, porque nos jovens a resposta ao tratamento pela Acupuntura é muito rápida.

Na terceira idade, os efeitos da Acupuntura decrescem em curva descendente progressiva pois, com o decorrer dos anos surgem a deficiência de *Qi*, Yin, Yang e sangue. Por isso, no idoso, deve-se sempre pensar na tonificação do *Qi*, do Yin, do Yang e do sangue, ao invés de sedação ou dispersão de fatores patogênicos. Deve-se tratar o fator antipatogênico primeiro, fortalecendo a energia de defesa (Wei) e outras energias pois, na tentativa de dispersar o fator patogênico primeiro, pode dispersar também a energia correta ou aprofundar a energia perversa e complicar ainda mais a saúde, já que se encontra previamente debilitado. Mas tudo o que foi citado não deve ser encarado como uma regra geral, pois há exceções, porque existem idosos que respondem muito bem ao tratamento pela Acupuntura e Moxabustão.

No idoso, além da deficiência de Qi, Yin, Yang e sangue, ocorre muito a obstrução de Du mai. Para isso o acuponto de abertura do Du mai, o ID-3 (Houxi) é indicado, além dos acupontos locais sobre o Du mai e o acuponto do acoplado que é o B-62 (Shenmai).

As inserções devem ser superficiais, com manipulação em tonificação, de preferência utilizar Moxabustão nos 12 acupontos Shu dorsais, pois no idoso vários órgãos e vísceras (Zang Fu) devem estar afetados. Deve-se realizar sessões rápidas, diariamente e o tratamento deve ser mais prolongado. No idoso o tratamento deve ser multidisciplinar, envolvendo, geriatria, cardiologia, oftalmologia, etc. e deve-se utilizar suplementos minerais e vitaminas.

A menopausa é uma condição fisiológica da mulher, que determina o fim da idade reprodutiva com múltiplas queixas que também deve ser lembrada e tratada com a Acupuntura. Pela teoria da Medicina Tradicional Chinesa, ocorre a diminuição de Qi e sangue com diminuição da circulação de Qi no Ren mai. Igualmente ocorre a deficiência de Yin do Rim, com exacerbação do Fogo do Fígado, deficiência de Qi e sangue, deficiência de Yang do Baço e Estômago e estagnação de Qi e mucosidade (paciente obeso).

As múltiplas queixas como a irregularidade no ciclo menstrual, tontura, insônia, zumbidos, ansiedade, ondas de calor, palpitações, alterações psíquicas, diarréias, edema nos membros inferiores, cefaléias, etc., podem ser aliviadas também com a Acupuntura. O tratamento pode ser realizado em conjunto com a Ginecologia e uso de fito-hormônios à base de isoflavonas de soja e outros, que são cientificamente recomendados. O tipo de alteração mais comum na menopausa é a deficiência de Yin do Rim com a exacerbação do Fogo do Fígado, cujos sintomas são: ondas de calor nas partes altas do corpo, ansiedade, insônia, lombalgia, palpitações, cefaléias e alterações emocionais. O tratamento consiste em tonificar o Yin do Rim, inserindo a agulha no R-3 (Taixi), B-23 (Shenshu), VG-4 (Mingmen), em tonificação e inserindo a agulha no F-3 (Taichong) em sedação. Os acupontos locais para estimular os ovários são VC-4 (Guanyuan) e E-29 (Guilai), ambos em tonificação. Para aliviar as ondas de calor, seleciona-se os acupontos R-1 (Yongquan) e R-6 (Zhaohai) em tonificação. A ansiedade e insônia podem ser tratadas utilizando-se os acupontos CS-7 (Daling) e C-7 (Shenmen) em sedação.

A lombalgia pode ser aliviada com o acuponto B-23 (Shenshu). A cefaléia pode ser aliviada com inserção de agulhas nos acupontos VB-20 (Fengchi) e VB-8 (Shuaigu). Em resumo, deve-se tonificar o Yin do Rim e sedar o Fogo do Fígado.

A tensão pré-menstrual (TPM) é outra condição de desequilíbrio que afeta as mulheres na idade reprodutiva e também influi na eficácia da Acupuntura.

De acordo com a Medicina Tradicional Chinesa, as causas mais comuns da TPM são: a estagnação de *Qi* do Fígado (tipo plenitude) e deficiência de Yang do Baço e do Rim (tipo vazio), entre outras causas[29].

Na estagnação de *Qi* do Fígado as manifestações clínicas mais freqüentes são a irritabilidade, depressão, dor na região do hipocôndrio, distensão abdominal e mastodinia antes da menstruação. O tratamento é feito visando melhorar o fluxo de *Qi* do Fígado, com inserção de agulhas nos acupontos F-3 (Taichong), VB-34 (Yanglingquan), F-13 (Zhangmen), F-14 (Qimen), TA-6 (Zhigou), CS-6 (Neiguan) e VB-41 (Zulinqi).

Na deficiência de Yang do Baço e do Rim as manifestações clínicas são, depressão e choro, leve distensão abdominal e das mamas, lombalgia, sensação de frio, retenção de líquidos, diminuição de apetite, cansaço, sonolência, etc. O tratamento é feito com o intuito de tonificar o Yang do Baço e do Rim, inserindo agulhas nos acupontos B-20 (Pishu), B-23 (Shenshu), R-3 (Taixi), BP-3 (Taibai), VC-4 (Guanyuan), E-36 (Zusanli) e BP-6 (Sanyinjiao).

Distúrbios da glândula tireóide como hipotireoidismo e hipertireoidismo, também afetam a eficácia da Acupuntura. O *Diabete mellitus* descompensado compromete a eficácia de qualquer tratamento e também o tratamento pela Acupuntura. Na neuropatia diabética, o *Qi* não se propaga direito e por isso, recomenda-se o agulhamento seriado ao longo do trajeto do Canal de Energia e a técnica de retomada do *Qi* torna-se necessária para obter uma resposta melhor. O ácido úrico elevado piora o quadro de osteoartrose.

A insônia crônica resultante de preocupação constante e medo, também diminui a eficácia do tratamento, e por isso, na Medicina Tradicional Chinesa, o tratamento dos fatores emocionais devem ser levados em consideração.

A Acupuntura como qualquer outro método terapêutico não está livre de limitações. Se procurarmos as poucas estatísticas sobre a eficácia da Acupuntura, encontramos a do Chu Lien que, de 10.036 casos tratados com a Acupuntura no período de 1951 a 1954, em todo o território da China, a percentagem total de êxito foi de 92,47%, considera um excelente índice.

WOGRALIK em 1961, na URSS, realizou um levantamento sobre os resultados de tratamentos através da Acupuntura e constatou que o somatório de cura completa, com notável melhora e leve melhora, representou um total de 89,1% contra os 10,9% de efeito nulo, em cinco anos de investigação.

Em geral, a Acupuntura é mais eficaz nos pacientes com distúrbios funcionais. Os pacientes com alterações orgânicas irreversíveis de tecidos ou órgãos que necessitam de um tratamento cirúrgico e as doenças auto-imunes, só obtêm benefícios transitórios ou nenhuma melhora.

Como idéia geral, sem conferir um valor absoluto aos resultados dos tratamentos pela Acupuntura, é aconselhável seguir a classificação das doenças proposta por MANAKA (1960), citado por SUSSMANN (1981), que divide as enfermidades em quatro grupos, a saber:

Grupo A: a Acupuntura é muito eficaz em: cefaléias, depressão mental, dores musculares, contusões, cãibras, espasmos gástricos e intestinais, etc.

Grupo B: a Acupuntura é eficaz em: diarréias, dismenorréias, paralisia facial, prolapso anal, artroses, etc.

Grupo C: a Acupuntura oferece resultados inconstantes em: nevralgias do trigêmino, insônia, artrites, úlcera gástrica, etc.

Grupo D: a Acupuntura atua pouco ou sintomaticamente em: câncer, síndrome de Parkinson, hemiplegia, zumbido, enfisema pulmonar, etc.

Essa classificação pode gerar controvérsias, porque é muito difícil classificar a doença em grupo facilmente tratável ou não pela Acupuntura. Por exemplo, nem toda cefaléia responde prontamente à Acupuntura. Mas esta classificação, pelo menos, permite-nos separar as doenças em grupos que facilmente respondem aos tratamentos pela Acupuntura, daqueles grupos de doenças que não respondem à Acupuntura.

As patologias que respondem pouco ou quase nada aos tratamentos pela Acupuntura e Moxabustão pertencem ao grupo D, como por exemplo, artrite reumatóide avançada, ataxia cerebelar, dermatomiosite, esclerose múltipla, enfisema pulmonar, espasmos faciais, hérnia discal avançada com síndrome de "cauda eqüina", psoríase, síndrome de Parkinson, tremores essenciais, etc.

Mas se a Acupuntura e Moxabustão oferecem algum benefício, mesmo sintomaticamente, devem ser utilizadas em conjunto ou em associação com os medicamentos fitoterápicos ou alopáticos.

Antes de uma intervenção cirúrgica, pode-se realizar um tratamento com a Acupuntura que auxilia na hemostasia, pois diminui o sangramento pela melhora na coagulação sangüínea. No pós-operatório, a Acupuntura pode aliviar a dor, bem como, acelerar a cicatrização da ferida cirúrgica e aumentar a imunidade, ajudando a controlar as infecções.

Segundo ANNE VIRGINIA CAMP, citada por FILSHIE & WHITE (2002), a Acupuntura pode ser extremamente eficaz no tratamento de uma série de condições músculo-esqueléticas e já provou ser um tratamento eficaz e popular com os pacientes. No entanto, não evita a deterioração da condição global, nem trata artrite de forma sistêmica. Nunca deve ser usada como tratamento exclusivo para qualquer condição que não seja a dor músculo-esquelética reversível simples e localizada. É de vital importância que todos os outros tratamentos sejam investigados, que os exercícios físicos se mantenham constantes, e também é importante avaliar regularmente se existe necessidade de realizar cirurgia naqueles casos em que as articulações periféricas são tratadas. Os pacientes precisam de alguma preparação prévia para o tratamento, e que as inserções de agulhas nunca devam ser dolorosas, nem desconfortáveis.

O limiar da dor varia de indivíduo para outro e pode, ainda, haver variações no mesmo indivíduo em épocas diferentes.

COMENTÁRIOS E CRÍTICAS 11

Como a origem da dor nas costas algumas vezes é mal compreendida, mesmo com a utilização das técnicas de imagens por ressonância magnética, não sendo feito o diagnóstico exato do problema individual, fica difícil de escolher o tratamento adequado.

Mesmo com o diagnóstico definido, os tratamentos não invasivos são os mais preferidos, para o controle de dor nas costas, como terapia de manipulação, condicionamento físico e abordagem psíquica, etc[46]. A Acupuntura também deve ser utilizada como parte de um programa de controle menos invasivos para problemas gerais das costas.

Esse programa deve incluir: atitudes do paciente, a incapacidade física percebida, o comportamento da dor, a falta de atividade e do condicionamento físico, bem como, dor propriamente dita.

A Acupuntura como parte do programa de controle e tratamento de dor nas costas deve seguir algumas normas importantes:
- Um único tipo de tratamento pode não ser eficiente. Isso significa que deve-se realizar tratamentos associando as diversas técnicas de Acupuntura como: Acupuntura Clássica, Eletroacupuntura de baixa freqüência, Acupuntura Superficial, Acupuntura Segmentar, Acupuntura nos "pontos-gatilhos" miofasciais, etc. O tratamento combinado traz bons resultados e evita o uso excessivo de antiinflamatórios.

- Apoio contínuo e/ou ouvido amigo.
- Verificar se estão presentes os sinais neurológicos e déficit motor. Caso presente torna-se necessária a avaliação e tratamento especializado.
- Pesquisar a doença maligna secundária, a qual produz os mesmos sintomas de osteoartrite ou patologia do disco.
- Parestesia, incontinência urinária e espasticidade requerem uma avaliação especializada e urgente.
- Fraturas mínimas, diminuição mínima de espaço intervertebral, devem ser investigadas.

A Acupuntura está contra-indicada ou deve ser utilizada com cuidado nos casos de coluna instável causada por traumatismo, malignidade ou infecção (como tuberculose óssea) porque pode remover o espasmo protetor.

O modelo de exame físico que inclui o levantamento de pernas esticadas, a investigação dos reflexos, sensibilidade e força muscular propiciam a identificação de sinais neurológicos.

O paciente deve descrever e indicar o local da dor e a irradiação da mesma, fato que pode, muitas vezes, mas nem sempre, dar uma pista de qual a melhor abordagem de aplicação segmentar de Acupuntura.

De um modo geral, a dor localizada acima da cintura, originada de problemas de coluna vertebral responde melhor à Acupuntura que a dor localizada abaixo da cintura. Na prática isso não é tão evidente, é preciso realizar mais pesquisas*.

A dor da osteoartrite avançada da coluna vertebral tende a não responder às diversas formas de tratamento, mas pode ser aliviada por curtos períodos pela Acupuntura. Nesse caso realizar várias sessões, no início diariamente e depois em dias alternados, duas sessões por semana e com a diminuição das dores aumentar o intervalo entre as sessões.

---

* Opinião do autor.

Nos casos avançados e crônicos a Eletroacupuntura de baixa freqüência pode propiciar um efeito mais duradouro na redução de dor do que a estimulação manual das agulhas ou Eletroacupuntura de alta freqüência (THOMAS & LUNDERBERG, 1994).

Uma desestabilização glicêmica de um diabetes que estava sob controle pode ser estabilizado com o auxílio da Acupuntura. Isso não significa que a Acupuntura venha substituir os medicamentos (hipoglicemiantes ou insulina).

Caso clínico

Mulher, 45 anos, portadora de miopia com grau elevado, diabetes não insulino dependente, controlada com hipoglicemiante oral, apresentava glicemia elevada (aproximadamente 180 a 220 mg%), toda vez que se preparava para realizar cirurgia para redução da miopia. Após o tratamento com Acupuntura, utilizando os acupontos para tratar a deficiência de Yin do Rim, a glicemia normalizou e foi realizada a cirurgia. Os acupontos utilizados antes da cirurgia foram: R-3 (Taixi), VC-6 (Qihai), VC-4 (Guanyuan), B-23 (Shenshu), VG-4 (Mingmen).

Questiona-se muito sobre a eficácia da Acupuntura no tratamento de diversas doenças. Em primeiro lugar devemos definir o que é a saúde e o que é a doença.

O conceito de saúde e doença ainda são percebidos de ângulos diferentes pela Medicina Ocidental Moderna e pela Medicina Tradicional Chinesa. A Medicina Ocidental Moderna possui uma definição específica e estrita sobre a "doença" como "um processo mórbido definido, amiúde com um desencadeamento característico de sintomas"; portanto, existem várias "doenças". A filosofia tradicional chinesa possui um conceito holístico sobre saúde. Considera como boa saúde o estado ideal no qual existe total harmonia e equilíbrio no interior do corpo e com o ambiente. *"Quando o Yin e o Yang estão em equilíbrio, a vitalidade e o espírito estarão em um estado de ordem"* (GUNN, 1997). Na Medicina Ocidental Moderna esse equilíbrio é obtido com a regulação do sistema nervoso neurovegetativo. Esse conceito de saúde está de acordo com o ponto de vista sustentado pelos epidemiologistas modernos, que dizem que a doença é causada pela perda de equilíbrio da interação simultânea entre o hospedeiro, agente e o meio ambiente (ITOH & LEE, 1971). O exposto está de acordo com a definição sobre a saúde da Organização Mundial de Saúde (OMS, 1964) que atesta: *"a saúde é* um estado completo de bem-estar físico, mental e social e não simplesmente a ausência de doença e enfermidade ".

Numa análise mais profunda os dois conceitos (da Medicina Ocidental Moderna e da Medicina Tradicional Chinesa) sobre a saúde, se não são iguais, são semelhantes.

Pela concepção da Medicina Tradicional Chinesa, torna-se fácil a compreensão de saúde e doença, uma vez que se admite a existência de três estágios de adoecimento: energético, funcional e orgânico. No primeiro é comum encontrar somente a queixa clínica e os exames laboratoriais e anatomopatológicos são normais e nos estágios funcionais e orgânicos são observadas as alterações nos exames complementares.

A Medicina Ocidental Moderna valoriza mais o distúrbio funcional e orgânico.

Portanto, o que falta na Medicina Ocidental Moderna é a aceitação do desequilíbrio energético (adoecimento energético).

A Medicina Tradicional Chinesa (Acupuntura, Moxabustão e Fitoterapia Chinesa) é muito eficaz no tratamento de enfermidades decorrentes de distúrbios energéticos e funcionais (músculos hipertônicos, "pontos-gatilho" ativos, palpitações, dispnéia, colo irritável, cefaléia tensional, etc.), mas nas enfermidades orgânicas, com alterações estruturais, nas quais a Medicina Ocidental Moderna é mais eficaz e mais indicada, a Medicina Tradicional Chinesa pode atuar apenas como coadjuvante.

A eficácia da Medicina Tradicional Chinesa no tratamento de distúrbios energéticos e funcionais pode ser amplamente utilizada na regulação do sistema nervoso neurovegetativo. Isso proporciona um estado completo de bem-estar físico e mental do indivíduo que terá equilíbrio e força suficiente para interagir com o ambiente, restando a doença ou enfermidade que poderá ser tratada pela Medicina Ocidental Moderna.

Então, é preciso separar o que é tratável pela Medicina Tradicional Chinesa e o que não é tratável e quais as doenças em que a Medicina Tradicional Chinesa pode auxiliar a Medicina Ocidental Moderna, sem prejuízo para o paciente. Por exemplo, a Acupuntura pode ser utilizada antes da cirurgia para tranqüilizar o paciente, durante a cirurgia para analgesia e também auxiliar na hemostasia.

Como as duas medicinas tratam o mesmo paciente em estágios diferentes de desequilíbrio, o estudo clínico comparativo da eficácia da Acupuntura no tratamento de diversas doenças, baseadas no rigor da metodologia científica moderna deixa de ter o seu valor absoluto, mas apenas relativo.

A Acupuntura é eficaz na regulação do sistema nervoso neurovegetativo (o que pode ser obtido com o método de Ryodoraku de Dr. Nakatani), portanto, o equilíbrio do sistema nervoso simpático e parassimpático. Essa regulação ativa o sistema psiconeuroimunoendócrino e com isso melhora o bem-estar físico e mental, melhora o sono, aumenta a imunidade e melhora as funções orgânicas, o que na Medicina Tradicional Chinesa define como equilíbrio de Yin e Yang.

Esses conceitos, "Yin e Yang", "cinco elementos", "circulação de *Qi* e Sangue" da Medicina Tradicional Chinesa (Acupuntura Clássica) estão sendo rejeitados pelos acupunturistas médicos defensores de uma Acupuntura mais científica. Segundo eles, a maior parte das idéias da Medicina Tradicional Chinesa é considerada anacrônica e não compatível com a ciência contemporânea.

Na experiência do autor, as duas correntes, tanto a clássica como a moderna funcionam. Tanto a Acupuntura baseada em Meridianos ou Canais como a baseada em Anatomia e Neurofisiologia funcionam, e então porque confrontar as duas idéias? Não seria melhor associar as duas? Afinal de contas a Acupuntura Clássica sobrevive a alguns milhares de anos.

O objetivo deste livro não é confrontar a Medicina Tradicional Chinesa (Acupuntura Clássica) com a Medicina Ocidental Moderna e Científica, e muito menos dizer qual é a melhor entre a Acupuntura Clássica e Científica, mas para tentar mostrar o que a Acupuntura Clássica pode realizar, até onde ela pode atuar e como pode se tornar coadjuvante no tratamento de doenças junto com a Medicina Ocidental Moderna.

Espero que o profissional médico acupunturista reconheça onde termina o limite da Acupuntura Clássica, considerada como Medicina Energética para ceder o lugar para a Medicina Orgânica ou Medicina da Matéria. Essas duas medicinas se complementam e uma continua onde a outra termina.

Nas pesquisas clínicas sobre a eficácia da Acupuntura têm de ser levados em consideração que, quando uma patologia a ser tratada com Acupuntura, como a dor lombar, deve-se lembrar que a etiologia da lombalgia é múltipla. Ling-Shu refere pelo menos 30 tipos de lombalgia. Quanto ao grupo controle, a falsa Acupuntura, ou seja, quando insere uma agulha nos locais fora dos Meridianos ou Canais pode estar atingindo o Canal Tendinomuscular, Lo Longitudinal, além de mais de 1500 acupontos extras. O Dr. Yoshio Manaka questionava se existia algum pedaço da pele que não tivesse acuponto. Embriologicamente o sistema nervoso originou de ectoderme. A pele transmite a mensagem, assim como os acupontos existentes na pele transmitem informações.

Por isso da mesma forma que algumas pesquisas clínicas contestam a eficácia clínica da Acupuntura, relatando que não há diferença entre o grupo controle (a falsa Acupuntura) e o grupo tratado pela Acupuntura, essas pesquisas podem ser contestadas.

O uso de triplo cego (paciente não sabe, acupunturista não sabe e o avaliador também não sabe) é questionável porque sob a visão da Medicina Chinesa o paciente e o médico devem sempre interagir para obter melhor resposta. O médico deve manipular o Qi (o médico deve concentrar a atenção na ponta da agulha e o paciente concentrar a mente no local da doença) para receber o estímulo.

Até mesmo na Medicina Ocidental Moderna fala-se tanto que deve existir uma boa relação médico-paciente, ambiente e o medicamento (o próprio medicamento exerce o efeito farmacológico, químico e também o efeito placebo junto). O placebo segundo algumas pesquisas pode atingir o efeito de 33%. O medicamento deve ter grande efeito farmacológico associado ao efeito psíquico, além do paciente confiar no diagnóstico e no tratamento feito pelo médico*.

---

* Efeito "farmacopsiconeuroimunoendócrino" na opinião do autor.

Respostas ao Tratamento pela Acupuntura 12

Em certos casos as respostas surgem imediatamente após a sessão, mas freqüentemente são necessárias três, quatro ou mais sessões, numa média de uma a duas sessões semanais.

Um tratamento completo exige no mínimo 10 sessões seguidas, que após um período de descanso de 15 dias ou um mês, poderá recomeçar se necessário. Mas isso não é uma regra fixa, podendo em certos casos, de acordo com a evolução e a critério médico, estabelecer um número de sessões necessárias. Há casos que melhoram com uma única sessão, então por que continuar tratando? Se não sentir nada, não há necessidade de tratar.

Certo dia ouvi uma pessoa relatar a outra, que apesar de estar bem de saúde, submeteu-se a uma sessão de Acupuntura por curiosidade e se sentiu muito bem, com uma sensação muito agradável, indescritível.

Uma semana após foi submetida a uma segunda sessão e ficou decepcionada porque não sentiu aquela mesma sensação agradável. O que teria acontecido com essa pessoa? Na primeira sessão, apesar de assintomática, a pessoa deveria estar com algum desequilíbrio energético e a Acupuntura promoveu o reequilíbrio. Em termos de Medicina Ocidental, provavelmente houve liberação de neurotransmissores, como serotonina, opióides endógenos, e ela sentiu um bem-estar. A segunda sessão não trouxe benefício algum, talvez porque a paciente já estava equilibrada. Por isso, se estiver equilibrado, o que é raro, não é necessário se submeter às sessões de Acupuntura.

A maioria dos pacientes melhora gradativamente a cada sessão, mas é bom lembrar que a resposta aos tratamentos nem sempre segue uma evolução em linha reta ascendente, podendo observar linhas quebradas, de altos e baixos, durante os tratamentos, até atingir uma fase de melhora rápida e no final a cura definitiva.

Deve-se alertar aos pacientes que alguns casos podem apresentar pioras após as primeiras sessões. Esse é um dos motivos que levam os pacientes a abandonarem o tratamento.

Nos pacientes ansiosos, estressados, sensíveis e principalmente na primeira sessão, deve-se aplicar o mínimo de agulhas, pois podem ter reações intensas, desagradáveis, como dor no corpo, cefaléia, cansaço, síncope, sonolência, etc., porém sem gravidade. Quando surgir uma sensação de bem-estar, logo após a sessão, e no dia seguinte, referir ter dormido muito bem, o tratamento foi correto.

A síncope é uma reação vasovagal e assusta tanto o médico, como o paciente e também o acompanhante. Em geral ocorrem quando se faz tratamento com pacientes estressados, sentados ou em pé. Ocorrem mais nos pacientes jovens e idosos debilitados. Em casos de síncope deitar o paciente em decúbito dorsal, pressionar o VG-26 (Suigou) com a ponta do dedo indicador, massagear o hipocôndrio esquerdo sobre a área esplênica ou pressionar suavemente o globo ocular. Não há perda de consciência e o paciente se recupera sem seqüela. Nos casos de sonolência, o paciente não deve dirigir o carro após a sessão.

A resposta ao tratamento pela Acupuntura varia muito de pessoa para pessoa, bem como varia na mesma pessoa em épocas diferentes. Existem pacientes hipersensíveis que respondem rapidamente ao tratamento, até mesmo antes de terminar a sessão. Esses pacientes devem ser tratados com inserções mais breves e mais suaves que o usual, utilizando poucas agulhas.

Os pacientes hipersensíveis apresentam uma probabilidade maior de se sentirem sonolentos ou eufóricos depois do tratamento[19]. Por essa razão, esses pacientes não devem conduzir veículos logo após o tratamento. Algumas pessoas hipersensíveis podem apresentar ocasionalmente risos ou choro prolongado. A explicação para esses fatos é ainda desconhecida.

Contrariamente existem pacientes que não respondem ao tratamento, ou melhor, não apresentam nenhuma resposta terapêutica à Acupuntura. Isso não indica necessariamente que seja uma pessoa incapaz de reagir terapeuticamente à Acupuntura. Mas esses casos devem ser avaliados por outras especialidades, se necessário por uma junta médica.

Tive uma paciente cujas dores não respondiam ao tratamento com Acupuntura e sugeri que ela procurasse um clínico geral para que fosse investigada a causa. Ao realizar uma série de exames constatou a presença de um pequeno nódulo (tumor) no pulmão. Após a ablação cirúrgica desse nódulo, as dores no corpo desapareceram.

Particularmente tive outros pacientes que melhoraram após abandonar o tratamento (resposta tardia).

Há também pacientes que apresentam respostas terapêuticas de curta duração (dois a três dias). Nesses casos devemos buscar fatores que estão precipitando continuamente os sintomas como postura inadequada, hipotireoidismo, hipertireoidismo, diabete, etc.

O hipotireoidismo, a diabete, além de outros distúrbios hormonais diminuem a eficácia da Acupuntura.

Segundo AUNG (2005), os pacientes que não respondem à Acupuntura deve-se a um bloqueio da circulação de energia. As causas desse bloqueio vai desde um trauma psíquico, com perda de ente querido, como também trauma físico, causado pelos acidentes, além de cirurgias de grande porte, com anestesia geral e outras causas que levam a pessoa a um estado de inconsciência. Para eliminar esse bloqueio ele sugere inserir uma agulha no acuponto Yintang (Extra) e outra no acuponto VG-4 (Mingmen) e manipular as duas agulhas suavemente para direita ou para esquerda. A essa técnica ele denominou de "alinhamento vital" e o paciente deve ser tratado na posição sentada. O médico usa a sua mão esquerda para segurar e manipular a agulha inserida no Yintang (Extra) e a mão direita para segurar e manipular a agulha inserida no VG-4 (Mingmen). Com a manipulação suave para direita ou para esquerda, deve-se esperar a melhora da acuidade visual, como se estivesse focalizando uma máquina fotográfica antiga. Com a melhora da acuidade visual o paciente consegue ler melhor as letras colocadas a uma distância de 13 pés que, antes ele não conseguia visualizar e assim termina o "alinhamento vital".

Há uma teoria em torno de colecistoquinina octapeptídeo (CLLK-8) que parece ser o responsável pela resistência à Acupuntura em alguns pacientes. Essa substância é antagonista de opióide endógeno, pois antagoniza a analgesia produzida tanto pela morfina como pela eletroacupuntura, quando injetada nos ventrículos cerebrais e na medula espinhal (FAN, 1986, citado por FILSHIE & WHITE, 2002).

Existe um ditado comum entre os acupunturistas experientes que diz: "quando a agulha não aliviar a dor, use a moxabustão".

Na Auriculoterapia costuma-se aconselhar a massagear ao longo do Anti-hélix do pavilhão auricular para aliviar a dor nas costas (cervical, dorsal, lombar e sacro).

Enfim, a combinação de diversas técnicas relacionadas à Acupuntura proporciona os melhores resultados terapêuticos.

MECANISMOS RESPONSÁVEIS PELA DOR NAS COSTAS

13

A coluna vertebral, além de abrigar e proteger o sistema nervoso central, a medula espinhal, tem o ônus de sustentar todo o corpo.

O homem, diferentemente dos animais quadrúpedes, sobrecarrega a coluna vertebral por ser bípede e tem que se curvar muito para pegar os objetos do solo.

A coluna vertebral compreende quatro segmentos importantes, como: cervical, dorsal, lombar e sacro. O segmento cervical e o lombar são os mais afetados pela espondilose (alterações nos discos intervertebrais e nas articulações facetárias), embora a espondilose nem sempre seja a principal responsável pela dor.

Segundo a Medicina Tradicional Chinesa o Rim controla os ossos. Assim a deficiência de Essência do Rim que surge com o avançar da idade, excesso de trabalho com posturas viciosas, má alimentação que leva ao desequilíbrio na relação cálcio e fósforo, alterações hormonais decorrentes de síndrome de menopausa, explicam o aparecimento precoce do processo degenerativo das articulações diversas, além do surgimento de osteopenia, osteoporose e espondiloses, etc.

A escassez de Essência do Rim leva à deficiência de energia circulante no Canal Principal do Rim e da Bexiga, bem como, a deficiência de energia de defesa nos Canais tendinomusculares do Rim e da Bexiga. Dessa maneira o organismo fica vulnerável ao ataque do vento-frio e umidade provocada por alterações climáticas e até mesmo ao ataque por frios artificiais (ar refrigerado, ventilador), em pleno verão.

O vento-frio provoca contraturas musculares e afeta tendões e ligamentos e pode ativar os "pontos-gatilho" responsável pela Síndrome dolorosa miofascial.

Os músculos mais vulneráveis ao ataque dos fatores patogênicos externos estão localizados na região dorsal e lombar, obviamente ao nível de Taiyang que, segundo a Medicina Tradicional Chinesa é o nível energético mais externo e é o primeiro a ser atingido pela energia perversa. Os músculos mais afetados ao ataque do vento-frio são os multífidos, iliocostal, trapézio, serrátil posterior e inferior. Nas pessoas que trabalham sentadas, os músculos mais comprometidos são os glúteos (médio, mínimo), o quadrado lombar, piriforme e nesses casos a síndrome dolorosa miofascial é provocada principalmente pela postura viciosa por um longo tempo.

A perpetuação da síndrome dolorosa miofascial nos músculos paravertebrais, principalmente as musculaturas ligadas à coluna lombar e cervical são, em parte, responsáveis pela protrusão e herniação discal.

Os fatores emocionais como o medo (pavor), preocupação e raiva também são responsáveis pela contratura muscular e podem ser fatores mantenedores da síndrome dolorosa miofascial e perpetuadores de protrusão discal e agravamento da hérnia discal.

A deficiência de Essência do Rim provoca também a degeneração da estrutura óssea do corpo vertebral, bem como, das articulações facetárias. Ainda, segundo a Medicina Tradicional Chinesa o Rim controla a água e com a deficiência de Essência do mesmo os discos intervertebrais sofrem desidratação, achatamento e degeneração, e como conseqüência os espaços intervertebrais diminuem e os foramens também diminuem de diâmetro devido às aproximações dos corpos vertebrais. Com o surgimento da artrose interfacetária, o forâmen diminui ainda mais. O anel fibroso do disco intervertebral rompe e a herniação do núcleo pulposo libera substâncias algogênicas e provocam uma irritação nas terminações nervosas ali existentes que resultam em dor, além de causar um efeito compressivo mecânico sobre as raízes nervosas. Logicamente essa compressão mecânica é agravada pelo processo inflamatório com edema local, o que aumenta ainda mais a compressão e a dor.

Se concomitantemente surgir um fator complicador como trauma ou torção lombar, a dor torna-se lancinante, necessitando de um repouso absoluto e utilização de todos os recursos terapêuticos disponíveis a cada etapa de evolução do processo álgico como utilização dos analgésicos e antiinflamatórios orais ou injetáveis, Acupuntura para minimizar a dor e posteriormente fisioterapia e reeducação postural.

A obesidade e a tensão emocional devem ser igualmente combatidas ou tratadas, caso contrário não obteremos sucesso nas terapias indicadas.

O tratamento deve ser realizado, sempre combinando as duas medicinas (a Medicina Tradicional Chinesa e a Medicina Ocidental), de forma racional.

Devemos desacelerar a rápida evolução dos processos degenerativos (que de certa forma é normal ou fisiológica) com uma alimentação balanceada, contendo cálcio, fósforo, proteínas e vitaminas de forma preventiva. Para melhor absorção dos nutrientes, deve-se tratar segundo a Medicina Tradicional Chinesa o Estômago e o Baço, que são responsáveis pela transformação e transporte dos alimentos, ou seja, em termos de nutrição, digestão e assimilação dos nutrientes. Os acupontos utilizados para essa finalidade são: VC-12 (Zhongwan), VC-6 (Qihai), VC-4 (Guanyuan), E-36 (Zusanli), B-20 (Pishu) e B-21 (Weishu).

A correção postural também deve ser feita preventivamente, o mais cedo possível, antes do processo degenerativo tornar-se irreversível.

Para a contratura muscular recomenda-se alongamentos e hidroginástica. Para a Síndrome dolorosa miofascial, deve-se desativar os "pontos-gatilho" utilizando agulhamento seco, com a injeção de anestésico procaína a 1%, sem adrenalina, conforme preconizado por TRAVELL & SIMON (1983). Para obter uma resposta terapêutica mais eficaz e duradoura, deve-se realizar a dessensibilização dos segmentos anatômicos correspondentes, também com inserção de agulhas de Acupuntura no espaço paravertebral situado a 1 cun lateral à linha mediana.

Quando a Síndrome dolorosa miofascial é aguda e responde mal à Acupuntura, deve-se associar com miorrelaxantes.

A Acupuntura também é indicada nos casos de contratura muscular paravertebral. Nesse caso, deve-se inserir agulha no VG-14 (Dazhui), VG-8 (Jinsuo), que são acupontos antiinflamatórios e miorrelaxantes.

Os acupontos B-65 (Shugu) e B-66 (Tonggu) também são eficazes. Nas algias paravertebrais os músculos iliopsoas e multífidos podem estar contraídos. Então os "pontos-gatilho" miofasciais desses músculos devem ser desativados. A desativação só ocorre se a ponta da agulha inserida no "ponto-gatilho" tocar ou perfurar o músculo e se conseguir provocar uma contração denominada de "twich".

Muito interessante quando se associar o tratamento da Síndrome dolorosa miofascial com o tratamento do Meridiano ou Canal Tendinomuscular. No caso de dor nas costas o Meridiano Tendinomuscular em questão é o da Bexiga. Os "pontos-gatilho" tratados equivalem a acupontos "Ashi " ou local ou adjacentes e então, basta acrescentar o acuponto de tonificação da Bexiga B-67 (Zhiyin), acuponto fonte B-64 (Jinggu), acuponto de reunião ID-18 (Quanliao) e B-65 (Shugu).

Ainda, segundo a Medicina Tradicional Chinesa o músculo é controlado pelo Fígado. Por isso, nos casos em que há o aumento do Yang do Fígado e o Fogo do Fígado, surgem as contraturas musculares, espasmos, cãibras, etc. Os acupontos que podem ser utilizados são F-2 (Xingjian), VB-20 (Fengchi), B-2 (Zanzhu), Taiyang (Extra), R-1 (Yongquan), F-3 (Taichong) e VB-34 (Yanglingquan), úteis para controlar o Yang e o Fogo do Fígado, além de outros sintomas relacionados com o calor e Fogo do Fígado.

Nos casos em que há edema e inflamação no local, deve-se tratar o Baço utilizando os seguintes acupontos: B-20 (Pishu), B-21 (Weishu), E-36 (Zusanli), BP-9 (Yinlingquan), BP-6 (Sanyinjiao), VG-14 (Dazhui) e IG-11 (Quchi).

Para aliviar a dor aguda, deve-se utilizar os acupontos VB-20 (Fengchi), IG-4 (Hegu) e B-60 (Kunlun).

Para controlar o medo e o pavor, deve-se tratar o Yin do Rim com os acupontos R-3 (Taixi), R-6 (Zhaohai), B-23 (Shenshu), B-52 (Zishi), VC-4 (Guanyuan) e acrescentar Vaso Maravilhoso Yin wei mai: CS-6 (Neiguan) e BP-4 (Gongsun). Deve-se realizar terapias com a Psicologia e em casos mais complexos encaminhar à psiquiatria ou neurologia.

Se a lombalgia é de longa duração e não responde aos tratamentos conservadores, deve-se encaminhar para neurocirurgia para avaliar se necessita de tratamento cirúrgico.

Ainda neste capítulo será apresentado uma teoria sobre as dores mais comuns que são as cervicalgias e lombociatalgias, bem como uma proposta para um tratamento integrado para esses casos.

MACIOCIA (1997) no seu livro texto relata sobre a teoria **incidental** (sintomas) *versus* **fundamental** (causas) para qualquer patologia. Por exemplo, na cervicalgia ao nível do ângulo ou na base do pescoço, os sintomas como dor, contratura muscular, rigidez do pescoço e dificuldade de rotação do pescoço, etc., pela visão da Medicina Ocidental Moderna pode ser devido ao comprometimento do músculo levantador da escápula ou outros músculos encontrados no pescoço enquanto pela visão da Medicina Tradicional Chinesa é devido ao comprometimento do Canal Principal de Energia Taiyang ou Shaoyang pela invasão ou penetração de vento-frio que provoca a contratura das musculaturas da região cervical. Pela teoria do MACIOCIA (1997) os sintomas acima relacionados pertencem ao incidental, independentemente das duas Medicinas (Ocidental Moderna e Tradicional Chinesa).

Ainda de acordo com a Medicina Tradicional Chinesa a contração ou espasmo da musculatura cervical também tem relação com as alterações dos padrões do Fígado como estagnação de *Qi* do Fígado, ascensão de Yang do Fígado, etc. Sabe-se também que os padrões do Fígado, entre outras causas, podem sofrer alterações provocadas pelas emoções (raiva, aborrecimentos, frustrações, etc.).

De qualquer forma fica evidente que, tanto para a Medicina Ocidental Moderna como para a Medicina Tradicional Chinesa a causa ou a etiologia (fundamental) é a mesma ou semelhante pois, fatores emocionais (estresse, ansiedade, aborrecimentos, raiva, frustrações, etc.) provocam a contratura muscular em geral, principalmente as da região cervical.

Resumindo e associando a teoria exposta acima o vento-frio penetra com muito mais facilidade na musculatura cervical previamente afetada energeticamente pelos fatores emocionais.

Pela Medicina Ocidental Moderna o tratamento da contratura ou espasmo músculo levantador da escápula pode ser realizado com a injeção de anestésico (procaína a 0,5%) no "ponto-gatilho" ou uso de miorrelaxantes.

A simples inserção de agulha e Acupuntura nesse "ponto-gatilho" também oferece excelentes resultados, dispensando a infiltração de anestésicos (agulhamento seco para desativação dos "pontos-gatilho" miofasciais).

A Acupuntura Segmentar recomendada nos textos de FILSHIE (2000) também oferece bons resultados que podem ser utilizados em conjunto.

A Medicina Tradicional Chinesa recomenda nesses casos a inserção de agulhas nos acupontos locais e adjacentes como VB-20 (Fengchi), VG-16 (Fengfu), B-10 (Tianzhu), TA-16 (Tianyou), VG-14 (Dazhui), VG-15 (Yamen), VG-20 (Baihui), para dispersar o vento-frio. Esses acupontos agem sobre o incidental, ou seja, é mais um tratamento sintomático, de efeito imediato.

Porém, quando o tratamento é feito somente sobre o incidental os sintomas reaparecem em pouco tempo (recidiva).

Para o tratamento ser mais eficaz, completo e duradouro é necessário atuar sobre as causas (fundamental) como: deficiência de Yin do Rim com ascensão de Yang do Fígado, estagnação de Qi do Fígado, ascensão de Fogo do Fígado e deficiência de Sangue do Fígado, etc.

Levando-se em consideração todos os fatos acima expostos chega-se à conclusão de que a Medicina Ocidental Moderna e a Medicina Tradicional Chinesa têm muitas coisas em comum, embora vistas de ângulos e paradigmas diferentes.

O objetivo deste livro é propor um tratamento integrado utilizando os conhecimentos dessas duas medicinas.

No caso de cervicalgia localizada no ângulo do pescoço (com comprometimento do músculo levantado da escápula), uma síndrome dolorosa miofascial de etiologia diversa, podemos propor vários tratamentos integrados a fim de obter um resultado completo e duradouro.

- Injeção de anestésico local (procaína a 0,5%, isto é, uma parte de procaína a 2% misturada a três partes de solução fisiológica), no "ponto-gatilho" do músculo levantador da escápula, segundo proposto por TRAVELL & SIMONS (1983). Esse procedimento pode ser substituído pelo "agulhamento seco" no "ponto-gatilho" miofascial do músculo levantador da escápula proposta por IMAMURA (2002), dispensando a injeção de anestésicos.

- A Acupuntura Segmentar recomendada por FILSHIE (2000) ou Dessensibilização Segmentar Espinhal proposta por IMAMURA (2002), com inserção de agulhas de Acupuntura nos espaços paravertebrais entre C_3-C_4, C_4-C_5 e C_5-C_6, situados a aproximadamente 1,8 cm a 2,0 cm (0,8 a 1,0 cun) ao lado da linha mediana dorsal. Esses espaços coincidem com os acupontos "Jiaji" (Extra) de Huato (207 a.C. - 220 d.C.).

- Utilização de medicamentos alopáticos miorrelaxantes ou ansiolíticos como diazepan (quando a dor é muito intensa) obedecendo as contra-indicações (glaucoma).

- Tratamento fisioterápico (uso de calor ou de frio) de acordo com a etiologia (invasão de vento-frio ou vento-calor) ou outra modalidade adequada de tratamento fisioterápico.

- Inserção de agulhas nos acupontos locais e adjacentes para dispersar as energias perversas como vento-frio ou vento-calor, umidade, etc.

- Acupuntura para o tratamento da causa básica (fundamental) como a estagnação de *Qi* do Fígado, deficiência de Yin do Rim com ascensão de Yang do Fígado, deficiência de Sangue do Fígado, etc.

- Orientação Dietética Chinesa para equilibrar ou fortalecer os órgãos (Zang Fu) relacionados com a causa básica da doença. No caso a região cervical os órgãos mais afetados são a dupla Fígado-Vesícula Biliar e Rim-Bexiga.

- Orientação sobre correção postural pela Reeducação Postural Global (RPG). Exercícios físicos adequados.

- Higiene mental (procurar lazer ou outras atividades prazerosas fora do trabalho).

- Equilíbrio entre trabalho, lazer e repouso (procurar obter um sono saudável).

As Causas das Cervicobraquialgias e Lombociatalgias

Segundo MACIOCIA (2006), a causa mais comum de dor e rigidez cervical é devido a penetração de vento-umidade nos músculos do pescoço. A dor e a rigidez, nesse caso, pertencem ao grupo de síndrome de obstrução dolorosa e é muito comum nos climas frios e úmidos.

A segunda causa comum de dor e rigidez no pescoço é devido a estagnação de Qi do Fígado e está associada ao estresse, frustração e ressentimento guardado. Essa condição não tem relação direta com a alteração do clima, mas pode estar associada. Nesse caso as laterais da língua poderão estar vermelhas e o pulso radial em corda, especialmente no lado esquerdo.

A ascensão de Yang do Fígado e o vento do Fígado também pode causar a dor e a rigidez do pescoço e esta condição é mais freqüente nos idosos com deficiência de Yin do Rim. A deficiência de Yang do Rim também afeta o Canal de Energia que passa pelo pescoço.

A invasão do vento-frio externo provoca dor aguda e rigidez no pescoço. Nesse caso a dor tem início súbito, acompanhada de espirros e aversão ao frio. O pulso radial nesse caso é flutuante e tenso.

A lombalgia aguda e lombociatalgia são decorrentes de entorse ou penetração de frio. Na entorse a dor é intensa com rigidez acentuada, melhora com repouso e agrava com movimento. Essa dor é devido a estagnação local de Qi e de Sangue. Quando a dor é causada pela penetração do frio, piora com o repouso, sente muita dor pela manhã ao levantar da cama e melhora com o movimento suave no decorrer do dia.

A dor lombar crônica é devido a deficiência de Rim e nesse caso a dor é aliviada com repouso e piora com excesso de trabalho e atividade sexual.

Em muitas situações a dor lombar crônica é resultante da combinação dos três fatores acima citados: a deficiência de Rim como base (responsável pela dor crônica surda) predispõe o paciente à invasão pelo frio e deixa a coluna lombar vulnerável à entorse.

Se a dor lombar se estende para a parte superior do dorso, é devido à estagnação de *Qi* do Fígado, que sobrepõe à deficiência de Rim.

Na neuralgia ciática é importante identificar os Canais de Energia afetados. Os Canais mais afetados são: Bexiga, Vesícula Biliar e Estômago. Pode, também, haver envolvimento de dois ou três Canais de uma só vez.

Se a neuralgia ciática piora pela manhã, com sensação de peso nas pernas, agravada pela exposição ao frio e umidade e é aliviada pela aplicação de calor é devido ao ataque do frio-umidade. O pulso radial é profundo, deslizante e lento.

Uma dor intensa na perna que piora à tarde ou ao anoitecer, com sensação de calor, formigamento e peso nas pernas, é devido ao ataque de umidade-calor. O pulso radial é superficial, deslizante e rápido.

Se a dor na perna é intensa, em pontada, aliviada com movimentos suaves e agravada com repouso ou sentado durante à noite, é devido à estagnação de *Qi* e de Sangue.

Uma dor surda na perna que é aliviada com repouso e piora com esforço, acompanhada de dor lombar, joelhos frios e fracos, sensação de peso nas pernas, sensação de frio nas pernas, palidez, cansaço, urina clara e abundante, nictúria, impotência, diminuição de libido, língua pálida, pulso profundo e fraco, é devido à deficiência de Yang do Rim.

TRATAMENTO DAS CERVICALGIAS E CERVICOBRAQUIALGIAS

Segundo MACIOCIA (1994) a cervicalgia é classificada em aguda e crônica.

A cervicalgia caracteriza-se pelo início súbito com dor e rigidez no pescoço e é causada pela invasão do vento-frio.

Os acupontos recomendados por MACIOCIA (1994) para o tratamento da cervicalgia aguda são:
- ID-3 (Houxi) - acuponto de abertura de Du mai que é indicado para tratar cervicalgia posterior.
- TA-5 (Waiguan) - acuponto de abertura de Yang wei mai que é indicado para tratar cervicalgia lateral (unilateral).

- VB-39 (Xuanzhong) - acuponto distal para tratar cervicalgia lateral (bilateral) que afeta o Canal de Energia da Vesícula Biliar.

Nota: embora os acupontos dos Vasos Extraordinários sejam mais indicados para o tratamento de patologias crônicas funcionam também para as patologias agudas.

A cervicalgia crônica caracteriza-se pelo início gradual e desenvolve como seqüelas de ataques agudos repetitivos de cervicalgias agudas não tratadas adequadamente.

Os acupontos recomendados por MACIOCIA (1994) para o tratamento da cervicalgia crônica são:
- B-60 (Kunlun) - acuponto distal para tratar cervicalgia posterior que afeta o Canal de Energia da Bexiga.
- TA-5 (Waiguan) - acuponto de abertura de Yang wei mai que é indicado para tratar cervicalgia lateral (unilateral).
- TA-8 (Sanyangluo) - é utilizado para tratamento de cervicalgia que afeta os três Canais de Energia Yang (Triplo Aquecedor, Intestino Grosso e Intestino Delgado).
- CS-6 (Neiguan) - acuponto distal para tratar a cervicalgia lateral em mulheres.
- R-4 (Dazhong) - acuponto Lo do Canal do Rim que serve para tratar cervicalgia posterior.
- E-40 (Fenglong) - acuponto Lo do Canal do Estômago que serve para tratar cervicalgia causada pelo comprometimento do Canal de Energia do Estômago que passa pelo pescoço.

Além desses acupontos distais são recomendados tratar acupontos locais e adjacentes ou próximos à dor como: VB-20 (Fengchi), B-10 (Tianzhu), VG-16 (Fengfu), TA-16 (Tianyou), VB-21 (Jianjing), VG-14 (Dazhui), para dispersar o vento.

Se a dor irradia para a região da escápula pode-se utilizar os acupontos ID-9 (Jianzhen), ID-10 (Naoshu), ID-11 (Tianzong), ID-12 (Bingfeng), ID-13 (Quyuan), ID-14 (Jianwaishu), ID-15 (Jianzhongshu) e TA-5 (Tianliao).

A causa básica da cervicalgia (tanto para aguda como para crônica) é devido à estagnação de *Qi* do Fígado, deficiência de Sangue do Fígado, ascensão de Yang do Fígado, subida de Fogo do Fígado e ataque do Vento do Fígado (vento interno). Com exceção de deficiência de Sangue do Fígado que apresenta pulso radial áspero e fino, os demais apresentam pulso em corda, principalmente no lado esquerdo. Todas essas alterações citadas predispõem o indivíduo ao ataque do vento (seja frio ou calor).

A agudização de cervicalgia crônica é geralmente causada pela exposição prolongada ao vento-frio (pode ser até a exposição prolongada ao vento-frio do ar condicionado).

Nos casos agudos deve-se tratar primeiro os sintomas para depois tratar a causa básica. Nos casos crônicos tratar os sintomas e a causa básica concomitantemente.

Os acupontos recomendados para o tratamento de estagnação do *Qi* do Fígado são:
- F-3 (Taichong) - regula o *Qi* do Fígado e da Vesícula Biliar.
- VB-34 (Yanglingquan) - regula a circulação de *Qi* da Vesícula Biliar e do Fígado.
- F-13 (Zhangmen) - regula o *Qi* do Fígado.
- F-14 (Qimen) - é o acuponto *Mo* do Fígado; regula o *Qi* do Fígado.
- TA-6 (Zhigou) - trata principalmente as partes laterais do corpo.
- CS-6 (Neiguan) - devido a relação entre o Canal de Energia do Fígado e Circulação-Sexo (Canal Unitário) este acuponto é indicado para tratar estagnação de *Qi* do Fígado.

Os acupontos indicados para o tratamento de deficiência de Sangue do Fígado são:
- F-3 (Taichong) - regula o *Qi* do Fígado e da Vesícula Biliar.
- F-8 (Ququan) - tonifica o Fígado.
- BP-6 (Sanyinjiao) - tonifica o Baço, o Fígado e o Rim.
- R-3 (Taixi) - tonifica o *Qi* do Rim.
- B-20 (Pishu) - harmoniza o *Qi* do Baço.
- B-23 (Shenshu) - tonifica o *Qi* do Rim.

- B-17 (Geshu) - tonifica o Sangue.
- B-18 (Ganshu) - tonifica o Sangue e o Fígado.
- VB-20 (Fengchi) - dispersa o vento do Fígado.
- VG-16 (Fengfu) - elimina o vento-frio e o vento-calor.
- VG-20 (Baihui) - promove o equilíbrio geral.

Os acupontos recomendados para o tratamento de ascensão de Yang do Fígado são:
- F-3 (Taichong) - controla a subida de Yang do Fígado.
- TA-5 (Waiguan) - devido a relação entre o Canal de Energia do Fígado e da Vesícula Biliar (Canal Unitário) este acuponto é indicado para cefaléia ao logo do Canal de Energia da Vesícula Biliar. Também é acuponto de abertura de Yang wei mai que trata a cervicalgia lateral.
- BP-6 (Sanyinjiao) - tonifica o Baço, o Fígado e o Rim e controla a subida de Yang do Fígado.
- R-3 (Taixi) - tonifica o Yin do Rim e evita a ascensão do Yang do Fígado.
- VB-43 (Xiaxi) - controla o Yang do Fígado.
- VB-38 (Yangfu) - controla o Yang do Fígado e o fogo do Fígado.
- B-2 (Zanzhu) - controla o Yang do Fígado, sendo útil para tratar cefaléia periorbital.
- VB-20 (Fengchi) - controla o Yang do Fígado e é acuponto local para aliviar a cervicalgia e cefaléia.
- Taiyang (Extra) - controla o Yang do Fígado e é útil para tratar cefaléia temporal.

Os acupontos indicados para a subida de fogo do Fígado são:
- F-2 (Xingjian) - elimina o fogo do Fígado.
- F-3 (Taichong) - seda o fogo do Fígado.
- VB-20 (Fengchi) - elimina o fogo do Fígado; é o acuponto local para tratar cervicalgia.
- VB-13 (Benshen) - controla a subida de fogo do Fígado e acalma a mente.

- Taiyang (Extra) - elimina o fogo do Fígado e é útil no tratamento de cefaléia temporal.

Quanto ao vento do Fígado há três tipos distintos:
a) Calor extremo provocando vento.
b) Aumento de Yang do Fígado provocando vento.
c) Deficiência de Sangue do Fígado provocando vento.

O tratamento consiste em eliminar o calor e o vento do Fígado (vento interno), controlar o Yang do Fígado e tratar a deficiência de Sangue do Fígado, conforme já foi mencionado anteriormente.

YAMAMURA (1993), relata que as dores na região cervical são freqüentes e irradiam-se para as mais diversas regiões, tais como, parte alta da cabeça, para a região dorsal e para os braços (cervicobraquialgia). Considera que as alterações orgânicas como artrites interfacetárias, artroses, degeneração discal, são secundárias aos distúrbios energéticos que ocorrem inicialmente na região.

Conforme o agente etiológico (vento, frio, umidade) e dependendo dos Canais de Energia afetados, as dores podem ser classificadas em: torcicolo, cervicalgia da região posterior do pescoço (comprometimento do Du mai), cervicobraquialgia do tipo Shaoyang da mão (quando afeta o Canal de Energia do Triplo Aquecedor) e cervicobraquialgia do tipo Taiyang da mão (quando afeta o Canal de Energia do Intestino Delgado).

Os acupontos recomendados por YAMAMURA (1993) para o tratamento de cervicalgia posterior são:
- Acupontos distais: ID-3 (Houxi), TA-10 (Tianjing) B-60 (Kunlun).
- Acupontos locais: VG-16 (Fengfu), VG-14 (Dazhui) e acupontos "Jiaji" da 1ª a 4ª vértebras cervical.

Os acupontos recomendados por YAMAMURA (1993) para tratar a cervicobraquialgia Shaoyang da mão (Triplo Aquecedor) são:
- Acupontos para circular o *Qi* nos Canais de Energia Shaoyang (Canais Unitários): TA-2 (Yemen), TA-3 (Zhongzhu), VB-43 (Xiaxi) e VB-41 (Zulinqi).

- Acupontos distais: Luozhen (Extra), situado entre as cabeças do 2º e 3º metacarpos, no dorso da mão; ID-3 (Houxi), VB-39 (Xuanzhong), B-60 (Kunlun), ID-6 (Yanglao) e VB-34 (Yanglingquan).
- Acupontos locais: VB-20 (Fengchi), B-10 (Tianzhu), VG-16 (Fengfu) e acupontos Ashi.

Nota: se há dificuldade de realizar rotação do pescoço: ID-7 (Zhizhong), VB-39 (Xuanzhong), TA-5 (Waiguan); na dificuldade de realizar flexão e extensão: B-60 (Kunlun), B-62 (Shenmai), ID-3 (Houxi), VC-24 (Chengjiang) e VG-26 (Renzhong); se há dificuldade de realizar flexão lateral: R-7 (Fuliu), IG-4 (Hegu), IG-10 (Shousanli) e IG-11 (Quchi).

Os acupontos recomendados para tratar cervicobraquialgia Taiyang da mão (Intestino Delgado) são:
- Acupontos para circular Qi nos Canais de Energia Taiyang (Canais Unitários): ID-2 (Qiangu), ID-3 (Houxi), B-65 (Shugu) e B-66 (Zutonggu).
- Acupontos distais: Luozhen (Extra)*, VB-34 (Yanglingquan), VB-39 (Xuanzhong), VB-43 (Xiaxi), B-60 (Kunlun) e ID-6 (Yanglao).
- Acupontos locais: B-10 (Tianzhu), VB-20 (Fengchi), VG-16 (Fengfu), TA-16 (Tianyou) e VG-14 (Dazhui).

TRATAMENTO DAS LOMBOCIATALGIAS

Segundo MACIOCIA (1994) a ciatalgia é causada pela invasão de umidade-frio nos Canais de Energia que passam nos membros inferiores, principalmente Canal de Energia da Vesícula Biliar, Bexiga e mais raramente no Canal de Energia do Estômago.

---

[1] Luozhen (Extra) - situa-se no dorso da mão, a 0,5 cun da extremidade distal do 2º e 3º metacarpos.

Os acupontos distais indicados para o tratamento da ciatalgia são:
- B-40 (Weizhong) - acuponto distal para ciatalgia aguda (este acuponto é preferível para casos agudos e não é aconselhável o seu uso nos casos de deficiência de Yang do Rim).
- B-60 (Kunlun) - acuponto distal mais indicado para ciatalgia crônica.
- B-57 (Chengshan) - acuponto distal para ciatalgia crônica.
- B-58 (Feiyang) - acuponto indicado nos casos em que a ciatalgia afeta o Canal de Energia da Bexiga e da Vesícula Biliar ao mesmo tempo.
- B-62 (Shenmai) - acuponto indicado para ciatalgia cuja dor origina no quadril.
- VB-41 (Zulinqi) ou VB-40 (Qiuxi) - acuponto indicado para a dor ao longo do trajeto do Canal de Energia da Vesícula Biliar.
- R-4 (Dazhong) - acuponto *Lo* do Canal de Energia do Rim; indicado para a dor na face medial da perna.
- VB-34 (Yanglingquan) - acuponto *Ho* do Canal de Energia da Vesícula Biliar; alivia dor na face lateral.

Os acupontos locais indicados para o tratamento das lombociatalgias são:
- VB-30 (Huantiao).
- VB-31 (Fengshi).
- Tunzhong (Extra) - situa-se no meio da nádega.
- B-36 (Chengfu).
- B-37 (Yinmen).
- VB-39 (Xuanzhong).

Segundo YAMAMURA (1993) as dores nos membros inferiores (síndrome *Bi* dos membros inferiores) seguindo o trajeto do nervo ciático (isquiático), em parte ou na totalidade de sua extensão deve-se à penetração de energias perversas como o vento-frio, vento-calor, nos Canais de Energia Principais da Bexiga, Vesícula Biliar e nos Canais Tendinomusculares que percorrem a parte posterior do membro inferior.

Essas energias perversas bloqueiam a circulação de Qi e de Sangue nos Canais de Energia citados, provocando as dores. O traumatismo de coluna vertebral ou do membro inferior, devido à contusão, queda, fratura, torção, etc., agravam ainda mais a circulação de Qi e Sangue, aumentando cada vez mais a dor.

Se o agente causador da ciatalgia for o vento-frio, a dor piora com o frio e melhora com exposição ao calor. Se for o vento-calor, a dor manifesta-se por sensação de queimação, piora com o calor e tem caráter migratório, devido ao vento. Se o agente causador for a umidade, a dor manifesta-se por sensação de peso nas pernas e piora quando a umidade relativa do ar aumenta.

O tratamento é proposto utilizando os seguintes acupontos: B-25 (Dachangshu), B-26 (Guanyuanshu), B-49 (Zhibian), B-40 (Weizhong), B-60 (Kunlun), VB-30 (Huantiao), VB-37 (Guangming), VB-34 (Yanglingquan), VB-39 (Xuanzhong) - são todos acupontos que ativam a circulação de Qi e de Sangue nos Canais de Energia Principais da Bexiga e Vesícula Biliar. Além desses acupontos deve-se tratar os acupontos "Jiaji" (Extra) da 2ª a 5ª vértebras lombar.

Nota: na minha experiência esses acupontos estão se mostrando excelentes para o tratamento de lombociatalgia causada por protrusão discal e hérnia discal entre L_4-L_5 e L_5-S_1 (hérnia discal não cirúrgica).

Ainda neste capítulo apresento uma outra modalidade fascinante e bastante simples de tratamento de lombociatalgias Taiyang (dor ao longo do trajeto do Canal de Energia Principal da Bexiga) e Shaoyang (dor ao longo do Canal de Energia Principal da Vesícula Biliar), técnica essa gentilmente cedida a mim pelo Dr. Oscar Toshio Kume. Segundo ele, aprendeu esta fascinante técnica com o conceituado médico acupunturista francês Dr. Yves Requena, ocasião em que ele esteve no Brasil e posteriormente o Dr. Oscar realizou estágios com o Dr. Requena na França.

Suponhamos um caso de lombociatalgia aguda Taiyang direita, cuja dor afeta o trajeto do Canal Principal de Energia da Bexiga (Fig. 75).

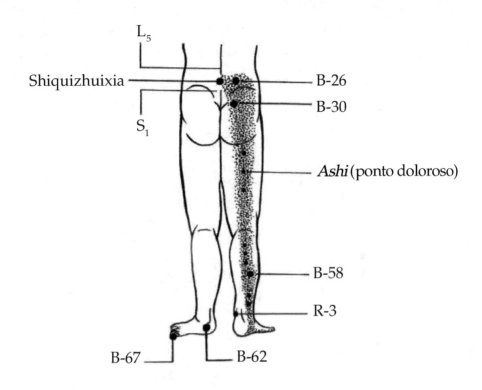

Figura 75 - Lombociatalgia Taiyang.

Inserir uma agulha nos acupontos sensíveis entre L_5-S_1, B-26 (Guanyuanshu), B-30 (Baihuanshu), B-58 (Feiyang), R-3 (Taixi), no lado direito (homolateral) e B-62 (Shenmai), B-67 (Zhiyin), no lado esquerdo (contralateral).

Palpar todos os pontos sensíveis (*Ashi*) ao longo do trajeto do Canal Principal de Energia da Bexiga e aplicar agulhas nesses pontos sensíveis (existem nesses pontos sensíveis nódulos do tratamento de grão de arroz ou de feijão - esses nódulos provavelmente representam a estagnação ou obstrução dos Canais de Energia e sem a desobstrução o tratamento não será eficaz).

Ainda pela lei do meio-dia e meia-noite deve-se escolher o Canal de Energia oposto ao Canal de Energia Principal da Bexiga que é o Canal de Energia Principal do Pulmão. O acuponto escolhido é o P-7 (Lieque), acuponto *Lo* do Pulmão. Então, para completar o tratamento inserir uma agulha no P-7 (Lieque) da mão esquerda (contralateral).

No caso de lombociatalgia Shaoyang o raciocínio é semelhante. Suponhamos um caso de lombociatalgia aguda Shaoyang direita cuja dor afeta o trajeto do Canal de Energia Principal da Vesícula Biliar (Fig. 76).

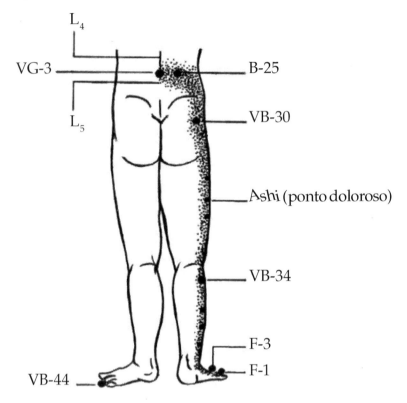

Figura 76 - Lombociatalgia Shaoyang.

Inserir a agulha no ponto sensível entre L_4-L_5, B-25 (Dachangshu), VB-30 (Huantiao), VB-34 (Yanglingquan), 3-F (Taichong) ou F1 (Dadun) no lado direito (homolateral) e VB-44 (Zuqiaoyin) no lado esquerdo (contralateral).

Palpar todos os pontos sensíveis (Ashi) ao longo do trajeto do Canal Principal de Energia da Vesícula Biliar e aplicar agulhas nesses pontos (existem nesses pontos sensíveis nódulos do tamanho de grão de arroz ou de feijão - esses nódulos provavelmente representam, como no caso anterior, estagnação ou obstrução dos Canais de Energia e com a desobstrução as dores desaparecem).

Ainda pela lei do meio-dia e meia-noite deve-se escolher o Canal de Energia oposto ao Canal de Energia Principal da Vesícula

Biliar que é o Canal de Energia Principal do Coração. O acuponto escolhido é o C-5 (Tongli) que é o acuponto *Lo* do Coração. Então, como no caso anterior, para completar o tratamento deve-se inserir uma agulha no C-5 (Tongli) da mão esquerda (contralateral).

Tanto a cervicobraquialgia como lombociatalgia (lomboisquiatalgia)[*] ainda podem ser melhoradas com os "acupontos relâmpago" de Dr. Xu Bin, citado por YOUBANG & LIANGYUE (1998).

Para a cervicobraquialgia o Dr. Xu Bin utiliza o acuponto IG-18 (Futu) com a técnica de agulhamento superficial (profundidade de 0,5 cun) com manipulação rápida em "bicada de pássaro". Não é necessária a permanência de agulha inserida no local. Deve-se manipular a agulha com muito cuidado porque o pescoço é rico em vasos sangüíneos e nervos, além da presença de glândula tireóide.

Para a lombociatalgia ele utiliza um acuponto extra situado na região glútea, a 3 cun lateral ao acuponto B-54 (Zhibian). A técnica de agulhamento é profunda (profundidade de 3 a 4 cun).

---

[1] O termo correto seria lomboisquiatalgia, ao invés de lombociatalgia pois, o nome correto do nervo é isquiático.

Outras Técnicas para Tratamento de Dor nas Costas 14

Osteopatia

Foi desenvolvida pelo médico americano Andrew Taylor Still em 1894. Desiludido pela medicina brutal e acientificada praticada nessa época, o Dr. Still desenvolveu a osteopatia como um sistema holístico de cura. A sua teoria baseia-se na filosofia de que todas as partes do corpo são interligadas e influenciadas pelas outras partes, de modo que, se uma estrutura estiver fora do alinhamento, o resto do corpo não poderá funcionar normalmente, segundo DIZIEMIDKO (1999).

Rolfing

A técnica foi descoberta pela bioquímica Ida Rolf em 1930, segundo DIZIEMIDKO (1999).

Quando nossa estrutura esquelética fica cronicamente fora do alinhamento, sentimo-nos estressados, levando-nos ao adoecimento. Esse desalinhamento dos ossos, em geral, deve-se às tensões desiguais presentes na miofáscia. O objetivo do Rolfing é reorganizar o sistema miofascial. Essa técnica libera e reequilibra os tecidos miofasciais.

Quiropraxia

Esse tratamento de manipulação serve para ajustar articulações deslocadas. A teoria quiroprática afirma que o desalinhamento dos ossos, principalmente das pequenas articulações facetadas e salientes das vértebras causam tensão nos tecidos vizinhos e comprimem os nervos espinhais.

Reflexologia

É particularmente indicada para problemas músculo-esqueléticos, como dores nas costas, problemas digestivos, menstruais e problemas decorrentes da má drenagem linfática. Também é ideal para auxiliar no tratamento de seqüelas de Acidente Vascular Encefálico (AVE).

Shiatsu

Pode ser ideal em qualquer condição, mas é particularmente benéfico nas enxaquecas, nas crises de ansiedade, nos problemas respiratórios e digestivos, na insônia e nas dores em geral.

A principal vantagem do Shiatsu é que esta técnica pode complementar outros tratamentos. Isso ocorre porque ele se concentra no fortalecimento da saúde em vez de atacar a doença.

Cinesiologia Aplicada

Diferentes técnicas são utilizadas para fortalecer a musculatura, restaurando o equilíbrio energético. Nessa técnica inclui também a massagem profunda para obter a drenagem linfática dos músculos; também há toques suaves nos pontos neuromusculares, ou pontos de Acupuntura, e uma delicada varredura sobre os Canais de Energia.

Reiki

Essa técnica foi desenvolvida no Japão pelo Dr. Mikao Usui por volta de 1822. Pode ser usada para qualquer doença ou lesão, bem como para distúrbios emocionais e confusão espiritual. O receptor utiliza a energia onde ela for mais necessária.

O Reiki funciona bem em conjunto com outras terapias. A técnica é muito boa como instrumento de auto-ajuda e pode aplicar em si mesmo, bem como em outras pessoas. Treinamentos de Reiki em diferentes níveis são realizados em todo o mundo. Para uso pessoal o curso no nível "um" é suficiente.

Toque Terapêutico

É usado em unidades de terapia intensiva em hospitais, pois é muito eficiente na cicatrização de ferimentos e na recuperação de infecções e lesões. A técnica também é boa para dores de cabeça e sintomas psicossomáticos e relacionado ao estresse, sendo ainda um excelente tratamento para problemas emocionais. É um valioso tratamento para os doentes terminais, ajudando a aliviar a dor e superar o medo de morte.

Jin Shin Jyutsu*

Foi descoberta pelo japonês Jiro Murai em 1886. O Jin Shin Jyutsu é uma arte e não uma técnica. Através de um simples toque, sem pressionar, consegue energizar o corpo, equilibrar a mente e o espírito, e consegue aliviar a enxaqueca, cãibras, dores articulares, etc.

---

* Para saber mais sobre o assunto leia o livro: "O Toque de Cura" de Alice Burmeister e Tom Monte, Editora Ground.

Técnicas Relacionadas à Fisioterapia

É imprescindível o auxílio da Fisioterapia no tratamento de dor nas costas. Há situações em que a Fisioterapia terá que assumir o papel principal na reabilitação de pacientes com dor nas costas.

Devemos lembrar que a Hidroginástica, a Reeducação Postural Global (RPG), o Pilates, o Alongamento e técnicas japonesas como a Seitai são importantes.

Homeopatia

Não se deve esquecer o poder da Homeopatia na cura de diversas enfermidades, inclusive dor nas costas.

A verdade terapêutica de Hipócrates (400 a.C.), quem primeiro enunciou o princípio da semelhança, "Similia Similibus Curantur", semelhantes se curam com os semelhantes, é utilizado como princípio básico na Homeopatia, apoiado pelo Paracelso no século XVIII, opondo-se a tirania Galênica do século II em que enunciou o adágio "Contraria Contrarius Curantur", princípio de toda a medicina alopática.

Hahnemann desiludido com a medicina da época foi quem após muitos estudos e pesquisas em si próprio, desenvolveu a homeopatia, e em 1810 publicou o seu livro básico "Organon" da arte de curar.

Como na Homeopatia os medicamentos não são utilizados para a doença, mas sim, para o indivíduo; aconselho consultar um médico homeopata.

Seitai

Essa técnica tem suas raízes no método de cura "Yawara" que se originou a partir das habilidades marciais praticadas pelos samurais japoneses. Foi aperfeiçoada e introduzida no Brasil pelo professor Asaji Suzuki. Ainda é pouco divulgada e a técnica consiste em massagens e manipulações das vértebras e articulações, e requer um profundo conhecimento em anatomia e neurofisiologia.

REFERÊNCIAS BIBLIOGRÁFICAS

ALVAREZ-SIMÓ, E. *Tratado de Acupuntura*. Sainte Ruffine: Maisonneuve, 1973.

AUN, S.K.H. Pérolas da Acupuntura. In: *II Simpósio Internacional de Acupuntura Médica Brasil-Canadá*, São Paulo: 2005.

AUTEROCHE, B.; NAVAILH, P. *O Diagnóstico na Medicina Chinesa*. São Paulo: Andrei, 1996.

BALDRY, P.E. *Acupuncture, Trigger Points and Musculoskeletal Pain*. Edinburgh: Churchill Livingstone, 1993.

BAROLO, C.R. *Aos que tratam pela Homeopatia*. São Paulo: Typus, 1989.

BEVILACQUA, F.; BENSOUSSAN, E.; SILVA, J.M.J.; CASTRO, F.E.; MARIAN, L.C.; GOLFELD, O. *Manual de Exame Clínico*. Rio de Janeiro: Cultura Médica, 1982.

BING, W. *Princípios de Medicina Interna do Imperador Amarelo*. São Paulo: Ícone, 2001.

BRICOT, B. *Seminário de Posturologia*. São Paulo: 1996.

BOUCINHAS, J.C. A Nova Acupuntura Craniana de Yamamoto. Natal: Edu, 2000.

BURMEISTER, A.; MONTE, T. O Toque da Cura. Energizando o Corpo, a Mente e o Espírito com Arte do Jin Shin Jyutsu. São Paulo: Ground, 1999.

COSTA, R. Eletroacupuntura e outros Recursos Eletro-Eletrônicos Aplicáveis à Medicina Chinesa. São Paulo: Plêiade, 2002.

D'ADAMO, P.J. A Dieta do Tipo Sangüíneo. Rio de Janeiro: Campus, 1998.

DANG, W. Work Shop de Medicina Tradicional Chinesa. São Paulo: 1999.

DING, L. Acupuntura. Teoria do Meridiano e Pontos de Acupuntura. São Paulo: Roca, 1996.

DIZIEMIDKO, E.H. O Livro Completo da Medicina Energética. São Paulo: Manole, 1999.

ERNST, E.; WHITE, A. Acupuntura. Uma Avaliação Científica. São Paulo: Manole, 2001.

FERREIRA, M.V.J.B. Eletroacupuntura. In: I Simpósio Sudeste de Acupuntura Médica. Técnicas Especiais de Acupuntura, Rio de Janeiro: 2004.

FIGUEIRO, J.A. A Dor. São Paulo: Publifolha, 2000.

FILSHIE, J.; WHITE, A. Acupuntura Médica. Um Enfoque Científico do Ponto de Vista Ocidental. São Paulo: Roca, 2002.

HICKS, A. A Medicina Chinesa. Lisboa: Presença, 1998.

HOPWOOD, D.; LOVESEY, M.; MOKONE, S. Acupuntura e Técnicas Relacionadas à Fisioterapia. São Paulo: Manole, 2001.

IMAMURA, S. Dessensibilização Segmentar Espinhal. In: III Congresso Brasileiro de Medicina Física, São Paulo: 2002.

INADA, T. Técnicas Simples que Complementam a Acupuntura e Moxabustão. São Paulo: Roca, 2003.

JIANG, Y.G. Climatério. Tratamento com Acupuntura. In: Congresso Internacional de Acupuntura da Sociedade Médica Brasileira de Acupuntura, São Paulo: 1995.

JUNQUEIRA, L.C.; CARNEIRO, J. *Histologia Básica*. Rio de Janeiro: Guanabara Koogan, 2004.

LASUI, C. *Estudo General sobre Medicina Energética*. Madrid: Mirach, 1996.

LU, C.H. *Sistema Chinês de Curas Alimentares*. São Paulo: Roca, 1997.

MACIOCIA, G. *The Practice of Chinese Medicine*. New York: Churchill Livingstone, 1994.

MACIOCIA, G. *Os Fundamentos da Medicina Chinesa*. São Paulo: Roca, 1997.

MACIOCIA, G. *Diagnóstico na Medicina Chinesa*. São Paulo, Roca, 2006.

MAIGNE, R. *Manipulações Vertebrais. Princípios, Indicações, Contra-Indicações e Técnicas*. Rio de Janeiro: Revinter, 1996.

MANAKA, Y.; ITAYA, K.; BIRCH, S. *Chasing the Dragon's Tail*. Massachusetts: Paradigm, 1986.

MANN, F. *A Acupuntura. A Antiga Arte Chinesa de Curar*. São Paulo: Hemus, 1971.

MARINHO JR., A.; REIS, L.C.; INADA, T.; COSTA, E.A.; VOGEL, L. Acupuntura experimental em camundongos com avaliação de respostas à estimulação nociceptiva. *Revista Brasileira de Medicina Veterinária*, v. 17, n. 4, pp. 164-166, 1995.

MENSATO-FILHO, L. *Acupuntura Eletrônica. Da Antiga à Era Espacial*. São Paulo: Ave Maria, 1997.

MOONEY, V.; SAAL, A.J.; SAAL, S.J. Avaliação e tratamento de dor lombar. *Clinical Symposia*, v. 48, n. 4, pp. 1-36, 1997.

MREJEN, D. Acupuntura em Reumatologia. São Paulo: Andrei, 1994.

MURRAY, M.; PIZZORNO, J. Enciclopédia da Medicina Natural. São Paulo: Andrei, 1994.

NAKATA, S. O Método de Cura Yawara pelo Processo do Professor Suzuki. São Paulo: Andemo, 1995.

NETTER, F.H. Atlas de Anatomia Humana. Porto Alegre: Artmed, 2000.

NGUYEN, V.N. Patogenia y Patologia Energéticas em Medicina Chinesa. Tratamiento por Acupuntura Y Massaje. Madrid: Cabal, 1981. v. I e II.

NGUYEN, V.N.; TRAN, V.D.; CHRISTINE, R.N. Arte e Prática da Acupuntura e da Moxabustão, segundo o "Zhen Jiu Da Cheng" de Yang Chi Chou. São Paulo: Roca, 2004.

NOGIER, R.; BOUCINHAS, J.C. Prática Fácil de Auriculoterapia e Auriculomedicina. São Paulo: Ícone, 1997.

OMURA, Y. Bi-Digital "O" Ring Test. In: VI Congresso Médico Brasileiro de Medicina Chinesa e Acupuntura da Associação Médica Brasileira de Acupuntura, Angra dos Reis: 1997.

PORTO, C.C. Semiologia Médica. Rio de Janeiro: Guanabara Koogan, 1994.

PRADO, F.C.; RAMOS, J.A.; VALLE, J.R. Atualização Terapêutica 2001. São Paulo: Artes Médicas, 2001.

RICARD, F.; SALLE, J.L. Tratado de Osteopatia. São Paulo: Probel, 1996.

RISCH, H. Noções Básicas de Acupuntura. São Paulo: Andrei, 1978.

ROMEIRO, J.V. Semiologia Médica. Rio de Janeiro: Guanabara Koogan, 1980. v. I e II.

ROSS, J. *Sistema de Órgãos e Vísceras da Medicina Tradicional Chinesa*. São Paulo: Roca, 1994.

SAKAI, Y. *IV Curso de Manipulação Vertebral e Extremidades da Associação Médica Brasileira de Acupuntura*, São Paulo: 2000.

SILVA, M.F.A.; BOTELHO, R.P.; SILVA, R.P.; INADA, T.; BOTELHO, G.G.; COUTO, A.L.; SOARES, D.J. Influência do ponto BP-10 (Xuehai) sobre a hemostasia no cão (*Canis familiaris*). *Revista Paulista de Acupuntura*, v. 6, pp. 73-77, 2000.

SOLINAS, H.; MAINVILLE, L.; AUTEROCHE, B. *Atlas de Acupuntura Chinesa. Meridianos e Colaterais*. São Paulo: Andrei, 2000.

SOBOTTA, J. *Atlas de Anatomia Humana*. Rio de Janeiro: Guanabara Koogan, 2000. v. I e II.

SUSSMANN, D. *Acupuntura. Teoria y Practica*. Buenos Aires: Kier, 1981.

TRAN, V.D. Patología da coluna vertebral. *In: Simpósio Internacional Brasil-França de Acupuntura Médica*, São Paulo: 2005.

TRAVELL, J.G.; SIMONS, D.G. *Myofascial Pain and Dysfunction. The Trigger Point Manual*. Baltimore: Williams and Wilkins, 1983. v. I e II.

UNSCHULD, P. *Nan-Ching. The Classic of Difficult Issue*. California: University of California Press, 1986.

XIE, Z.F. *O Melhor da Medicina Tradicional Chinesa*. São Paulo: Roca, 2000.

YAMANE, J. Eletroacupuntura. *In: World Congress of Integrated Medical Acupuncture of International Council Acupuncture and Related Techniques/Associação Médica Brasileira de Acupuntura*, Guarujá: 2003.

YAMAMURA, Y. Acupuntura Tradicional. A Arte de Inserir. São Paulo: Roca, 1998.

YAMAMURA, Y.; TABOSA, A.M.F. Cervicalgia por afecção do Du mai. Revista Paulista de Acupuntura, v. 6, p. 54-56, 2000.

YOUBANG, C.; LIANGYUE, D. Fundamentos das Experiências Clínicas dos Acupunturistas Chineses Contemporâneos. São Paulo: Roca, 1998.

WONG, M. Ling Shu. Base da Acupuntura Chinesa. São Paulo: Roca, 1998.